麻酔の**前**に知っておきたい

手術手順と麻酔のコツ

編集／鈴木昭広, 岩崎　寛

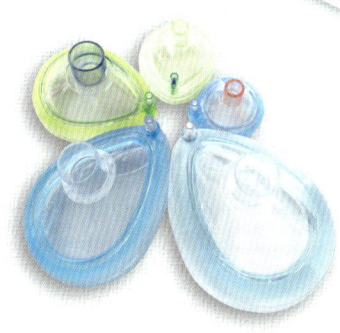

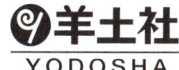
羊土社
YODOSHA

謹告

　本書に記載されている診断法・治療法に関しては，発行時点における最新の情報に基づき，正確を期するよう，執筆者，監修・編者ならびに出版社はそれぞれ最善の努力を払っております．しかし，医学，医療の進歩により，記載された内容が正確かつ完全ではなくなる場合もございます．

　したがって，実際の診断・治療の際，熟知していない医薬品の使用，検査の実施および判読にあたっては，まず医薬品添付文書や機器および試薬の説明書で確認され，また診療技術に関しては十分考慮されたうえで，常に細心の注意を払われるようお願いいたします．

　本書記載の診断法・治療法・医薬品・検査法・疾患への適応などが，その後の医学研究ならびに医療の進歩により本書発行後に変更された場合，その診断法・治療法・医薬品・検査法・疾患への適応などに伴う不測の事故に対して，著者，編者ならびに出版社はその責を負いかねますのでご了承ください．

序

麻酔業務は宝の山
~手術の流れを理解すれば，麻酔はもっと面白くなる！~

　麻酔科医は日々の手術麻酔を通じ，おそらく1日あたりで片手におさまる程度の数の患者に麻酔と全身管理を行っている．これは，外来診療を主体とする各科医師が数十人〜百人単位の患者を診察するのと比べ，一見非常に少ないようにみえる．しかし，実は対象とする患者数が少ないからこそ，麻酔科医は一人の患者と濃厚に向き合うことができる恵まれた職種なのである．術前訪問でカルテと画像を眺め，手術に至る病歴を知り，合併症を知り，患者を診察したうえで手術に立ち会い，術後どのような経過になるのかを回診で見守る．一人の患者が迎える入院中の最大のイベントである手術．その手術麻酔を基点として，コンパクトに病態を知り，手術を知り，全身管理を学ぶことができる．しかもその対象は外科系患者のほぼすべてを網羅するといっても過言ではない．そして，手術中に患者を見守るプロセスのなかで麻酔科医は，外科系医師や研修医・医学生が必死に覗き込む術野を患者頭側の特等席からいつでも見ることができる機会に恵まれているのだ．

　さて，外科系医師は手術書を，術場看護師は手順書を読み，手術に備える．その一方で，麻酔科医が簡単に手術の流れを学べる書籍はこれまでにほとんど皆無だったのではないだろうか．担当した手術の流れを知り，病気を知り，術前・術後の経過に自分がより積極的に興味をもち，関わることで，麻酔はもっと楽しく，自分を豊かにする勉強の場にも変わっていくはずだ．しかも目の前にライブで広がる手術野には，機械の使い方，結紮のやり方，ドレーンの

留置や固定法，創洗浄やデブリードマン，縫合方法など，ERや病棟での応急処置に必要な外科手技の基本事項が無数に散りばめられている．本書は，麻酔を勉強する初期・後期研修医が手術の流れを理解し，興味をもつことで，疾患を通じた知識をより強固にし，麻酔のみならず救急・集中治療やプライマリ・ケアに広く役立てるきっかけを提供するために作られている．麻酔の1症例から学べることは非常に多岐に渡る．1例1例と大事に向き合うことで，初期・後期研修が終了した際に残される財産を作ることができる．本書を片手に，読者のみなさんの麻酔研修期間がより有意義になることを期待し，また指導側の立場の医師には1例の麻酔がもたらす魅力を最大限に後輩医師に伝えるためのヒントとなれば幸いである．

2013年4月

編者を代表して
鈴木昭広
旭川医科大学救急部

麻酔の前に知っておきたい 手術手順と麻酔のコツ 目次

- 序 .... 鈴木昭広　3
- カラーアトラス 10

第1章 覚えておきたい基本事項

1 各手術を覚えておくことの意義　黒澤 温　12

2 各種体位と注意点

1. 適切な体位の必要性と主な体位の一覧
   .... 小野寺美子　18
2. 仰臥位 .... 小野寺美子　23
3. 側臥位 .... 小野寺美子　29
4. 腹臥位 .... 小野寺美子　33
5. 砕石位 .... 小野寺美子　37
6. 坐位, ビーチチェア体位 .... 小野寺美子　39

3 麻酔科医としてのチェックポイント

1. 薬剤投与の鉄則
   ～麻酔関連偶発症2位, ミスを防ぐ方策 ...... 丹保亜希仁　42
2. 開胸術一般の豆知識
   ～開胸術における生理学的変化 .... 飯田高史　46
3. 開頭術一般の豆知識
   ～脳血流・頭蓋内圧と麻酔 .... 三國生臣　49
4. 腹腔鏡一般の豆知識 .... 鈴木昭広　52
5. 産科麻酔一般の豆知識～妊婦のポイント ...... 宮下佳子　54

Contents

- **6.** 小児麻酔一般の豆知識～小児のポイント ····· 松本　恵　57
- **7.** 術中鎮静の豆知識 ····· 駒澤伸泰　60
- **8.** 術前内服薬の豆知識
  ～何を続け，何をやめるべきか ····· 杉浦孝広　64
- **9.** 術前絶飲食の豆知識
  ～新しいガイドラインとERASプロトコル ····· 吉村　学　67
- **10.** 麻薬使用中の癌患者の麻酔
  ～術中麻薬はどう使う ····· 長島道生　70
- **11.** 筋弛緩モニターの豆知識 ····· 岩崎　肇　73
- **12.** 麻酔業務における超音波の利用 ····· 田中博志　76
- **13.** 吸入麻酔薬～麻酔科だけが使う薬 ····· 西　啓亨　79

4　術後回診のポイント
黒澤　温　82

第2章　各手術の流れ

1　消化器外科

- **1.** 幽門側胃切除 ····· 田中博志　88
- **2.** 肝切除術 ····· 田中博志　91
- **3.** 腹腔鏡下胆嚢摘出術（ラパコレ） ····· 鈴木昭広　94
- **4.** 膵頭十二指腸切除 ····· 田中博志　96
- **5.** 脾摘出術 ····· 田中博志　98
- **6.** 痔核手術 ····· 田中博志　100
- **7.** 虫垂切除術 ····· 丹保亜希仁　102
- **8.** 結腸切除術/S状結腸切除術 ····· 丹保亜希仁　105
- **9.** 直腸切除術 ····· 丹保亜希仁　108
- **10.** 鼠径ヘルニア修復術 ····· 丹保亜希仁　110

2　胸部外科

- **1.** 肺切除術 ····· 飯田高史　114
- **2.** 胸部食道癌手術 ····· 飯田高史　118

- **3．**縦隔腫瘍切除術 ……………………… 飯田高史　122
- **4．**乳房切除術 …………………………… 飯田高史　125

3　婦人科

- **1．**腹式子宮摘出術 ……………………… 松本　恵　128
- **2．**膣式子宮摘出術 ……………………… 松本　恵　130
- **3．**腹腔鏡下子宮摘出術 ………………… 松本　恵　132
- **4．**腹腔鏡下子宮筋腫核出術 …………… 松本　恵　134
- **5．**腹腔鏡下卵巣腫瘍摘出術 …………… 宮下佳子　136
- **6．**子宮頸部円錐切除術 ………………… 宮下佳子　138
- **7．**体外受精 ……………………………… 小野寺美子　140
- **8．**広汎子宮全摘術 ……………………… 松本　恵　142

4　産科

- **1．**頸管縫縮術 …………………………… 宮下佳子　146
- **2．**子宮内容除去術 ……………………… 宮下佳子　148
- **3．**帝王切開術 …………………………… 宮下佳子　150

5　血管外科

- **1．**下肢静脈瘤手術 ……………………… 宮下佳子　154

6　整形外科

- **1．**肩関節手術 …………………………… 杉浦孝広　156
- **2．**椎弓形成術 …………………………… 杉浦孝広　158
- **3．**脊椎固定術 …………………………… 杉浦孝広　160
- **4．**鏡視下前十字靭帯再建術 …………… 杉浦孝広　162
- **5．**人工股関節置換術 …………………… 杉浦孝広　164
- **6．**人工膝関節置換術 …………………… 杉浦孝広　167
- **7．**人工骨頭置換術 ……………………… 丹保亜希仁　170
- **8．**大腿骨転子部骨折に対するガンマネイル
  ……………………………………… 丹保亜希仁　172

Contents

7 泌尿器科

1. 経尿道的前立腺切除術 ……………… 長島道生 174
2. 経尿道的膀胱腫瘍切除術 ……………… 長島道生 176
3. 尿管ステント ……………………………… 長島道生 178
4. 尿管結石の手術：内視鏡的尿管砕石術 長島道生 180
5. 前立腺生検 ……………………………… 長島道生 182
6. 腎瘻造設術 ……………………………… 長島道生 183
7. 精巣固定術 ……………………………… 岩崎　肇 184
8. 腎摘出術 ………………………………… 岩崎　肇 186
9. 副腎腫瘍摘出術 ………………………… 岩崎　肇 188
10. 前立腺全摘術 …………………………… 岩崎　肇 190
11. 膀胱全摘術 ……………………………… 岩崎　肇 192

8 脳神経外科

1. 脳腫瘍手術 ……………………………… 三國生臣 194
2. V-P（脳室-腹腔）シャント …………… 三國生臣 196
3. Hardyの手術 …………………………… 三國生臣 198
4. 未破裂脳動脈瘤クリッピング ………… 駒澤伸泰 200
5. コイル塞栓 ……………………………… 駒澤伸泰 203
6. 内頸動脈内膜剥離術 …………………… 駒澤伸泰 206

9 眼科

1. 網膜剥離の手術 ………………………… 黒澤　温 210
2. 斜視手術 ………………………………… 黒澤　温 213
3. 角膜移植術 ……………………………… 黒澤　温 216
4. 白内障手術 ……………………………… 黒澤　温 219

10 耳鼻科

1. 甲状腺摘出術 …………………………… 西　啓亨 222
2. 扁桃摘出術（扁摘） …………………… 西　啓亨 224

Contents

- **3.** 鼓室形成術 ……………………………… 吉村　学　226
- **4.** 耳下腺腫瘍摘出術 …………………… 吉村　学　229
- **5.** ラリンゴマイクロサージェリー … 西　啓亨　232
- **6.** 鼓膜チュービング …………………… 吉村　学　234
- **7.** 気管切開術 ……………………………… 西　啓亨　237
- **8.** 副甲状腺摘出術 ………………………… 西　啓亨　240

11 口腔外科
- **1.** 抜歯 ……………………………………… 吉村　学　242

12 精神科
- **1.** 修正型電気けいれん療法 …………… 鈴木昭広　245

13 内科
- **1.** 骨髄ドナーの骨髄採取 ……………… 三國生臣　248

- ■ 索引 ……………………………………………………… 251
- ■ 執筆者一覧 ……………………………………………… 254

コラム　鈴木昭広

- ❶ 麻酔科研修は自動車教習みたいなもの？ ……………………… 17
- ❷ 目盛×30（L）：移動前には酸素ボンベ残量を必ず確認！ …… 86
- ❸ 体位変換，患者移動の鉄則 ……………………………………… 112
- ❹ 挿管状態の患者の搬送 …………………………………………… 145
- ❺ ガス配管のパイピングは必ず習得しよう ……………………… 153
- ❻ 喉頭上デバイス技術をしっかり習得しよう！ ………………… 209
- ❼ ジャクソンリース？ それともバッグバルブマスク？ ……… 250

Color Atlas

カラーアトラス

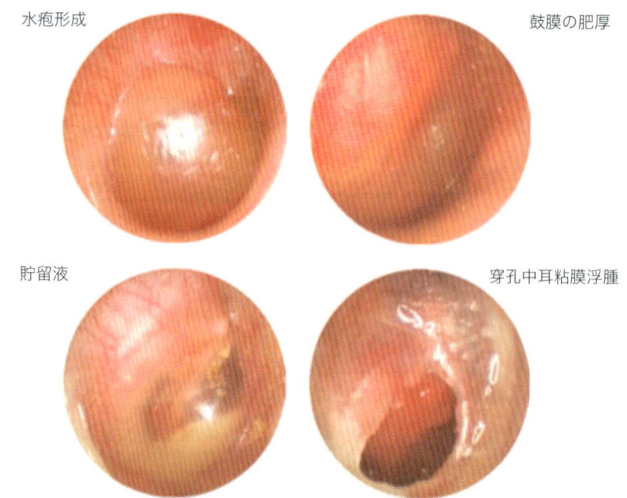

水疱形成　　　　　　　　　　　　　鼓膜の肥厚

貯留液　　　　　　　　　　　　　　穿孔中耳粘膜浮腫

急性中耳炎の代表的な鼓膜所見

「小児急性中耳炎ガイドライン2009年版」（日本耳科学会，日本小児耳鼻咽喉科学会，日本耳鼻咽喉科感染症研究会 編），金原出版，2008より転載
［p235　図3参照］

第1章

覚えておきたい基本事項

1. 各手術を覚えておくことの意義 ········· 12
2. 各種体位と注意点 ······················· 18
3. 麻酔科医としてのチェックポイント ······· 42
4. 術後回診のポイント ····················· 82

第1章 覚えておきたい基本事項

1 各手術を覚えておくことの意義

麻酔に必要な5つの知識

麻酔を行う際に必要な知識としては，主に以下の5点があげられます．

1. 麻酔に関する知識
2. 疾患に関する知識（手術になる原疾患について）
3. 合併症に関する知識（高血圧・糖尿病などの既往疾患について）
4. 手術に関する知識
5. 機器・検査に関する知識

それぞれが膨大な量の知識で，全部を知識として修得するには大変な労力が必要になります．初期研修医や後期研修医のみなさんは，麻酔に関する知識の修得に重点をおいて勉強することになるかとは思います．もちろん，疾患・合併症・手術に関しても必要最低限の知識は修得することになるでしょう．しかし，ここでもう少し，麻酔だけではなく，疾患・合併症・手術・機器・検査について深く勉強するようにしてみてください．麻酔は，ただ手術の麻酔をかければいいわけではありません．周術期を通して，治療過程を通しての一部としての医療であり，全体にわたって知識が豊富になれば，きっと**質の高い麻酔**を提供することができるようになります．

現在は，麻酔薬の発達により安定して早期覚醒ができるような麻酔を行うことができるようになりました．麻酔薬の調節に難渋していた時期に比べると，より麻酔以外のことに気を使える状況になっています．この状況を生かして，ぜひ疾患・合併症・手術・検査などの知識を深める勉強をしましょう．そして，手術に関する知識の修得には，ぜひこの本を参考にしてください．

麻酔薬の発達は「諸刃の剣」

麻酔薬の発達による麻酔の安定は，知識に関して「諸刃の

剣」になることもあります．良い麻酔薬によって，手術などの知識が少ない状況でも安定した麻酔をかけることができるようになったと思います．

以前は，麻酔薬の調節を手術侵襲に合わせて浅くしたり深くしたりしていました．ずっと深いままだと覚醒が相当遅くなってしまうからです．ですから，自然と手術進行を覚えることになりました．このタイミングが痛いとか，このタイミングで血圧が下がるとか，このタイミングでバッキングしやすいとか，あとどれくらいで終わるとか．いろいろ痛い目にあって，自然に，半ば強制的に手術の進行具合を身につけることができていました．

今は，レミフェンタニルのような半減期の早い鎮痛薬と，スガマデクスのような深い筋弛緩状態でも拮抗できる薬のおかげで，手術中を深い麻酔深度で保ってもすみやかな覚醒が期待できます．手術進行をそれほど気にかけなくても，出血が少ない手術だと安定した麻酔ができてしまいます．この状況だと，自らが手術に関する知識を修得しにいかないと，手術に関する知識が深まらなくなってしまいます．「安定しているのだったら，知識は少なくてもいいのでは？」という反論も出てくるとは思いますが，やはり麻酔だけではなく，手術や検査などいろいろな知識があると，**より質の高い麻酔**をかけることができると私は考えます．このことについて，次に例え話をあげます．

「3人のレンガ職人」

よく自己啓発本に取り上げられる「3人のレンガ職人」のお話です．完成までにまだ百年以上もかかる教会の壁を3人のレンガ職人が作っていました．そこに旅人が通りかかり，レンガ職人に対して「あなたは何をしているのですか？」と尋ねました．

1人目のレンガ職人は，「見りゃわかるだろう！ レンガを積んでいるんだよ！」と不機嫌そうに答えました．

2人目のレンガ職人は，「レンガを積んで壁を作っています」と答えました．

3人目のレンガ職人は，「教会を作るためにレンガを積んで

壁を作っています．この教会が完成すれば，多くの信者のよりどころになり，多くの人々が喜ぶでしょう」とうれしそうに答えました．

この例え話は，仕事に対する態度などの話で使われますが，この3人のなかで一番質の良い仕事をするのは誰でしょう．きっと3人目のレンガ職人ですね．

麻酔も患者の治療過程からしたら，ほんの一部にすぎません．ですが，この患者がどういう経過で手術に至ったのか，どんな手術が行われるのか，術後どのような経過をたどっていくのか，患者は満足のいく医療を受けて帰宅できるのだろうか，というように全体像を見据えて麻酔をかけることで，3人目のレンガ職人のような仕事ができるのではないでしょうか．質の高い麻酔を提供する，それには周術期に関してのしっかりとした知識が必要です．原疾患に関すること，手術に関すること，合併症に関すること，それらを踏まえて麻酔計画を細かく立て，手術中のいろいろなことに気を配りながら麻酔を微調整して，はじめて質が高い麻酔を提供することができるのだと思います．

入院時・退室時サマリーを書いてみましょう

さて，実際にどうすればいいか．麻酔は準備6割，実施4割と，術前の準備・計画がとても大切になってきます．ですから，術前計画の段階でまず知識の掘り下げを行ってみましょう．実際に麻酔を行う際には，術前診察をして患者の状態を把握し，麻酔計画を立てていると思いますが，少し深く掘り下げて，**患者の状態把握に入院時・退院時サマリーを，手術の把握に手術計画書を作成してみてください**．全部の症例を作るのが大変ならば，1日1症例だけでもやってみてください．サマリーを書くときは，それぞれの疾患の経過を書く必要があります．

麻酔科で術前診察していると，経過についてはあまりカンファレンスで聞かれないため，少しずつ省かれることがあります．しまいには，経過はチェックせず診断名だけしか知らないということもあります．しかし，これでは質の高い麻酔ができるか疑問です．例えば，直腸癌で低位前方切除術を行う患者で考えてみます．検診で見つかって精査した患者と，下

血が主訴で精査して見つかった患者では状態が違いますね．下血の場合は，まだ出血が続いているかもしれませんし，血液検査の日にちが1週間前だったら，貧血が検査値以上に進んでいる可能性もあります．そのような場合は，下血に関して詳しく病歴聴取したり，眼瞼結膜をチェックしたりと術前診察で重点的に診る場所が変わってきます．準備輸血の量の相談も主治医に術前に相談できます．入室してからHbが低くてビックリということは避けられます．

既往歴についてもストーリーにまとめる

既往歴に関しても，それぞれの経過まで詳しくサマリーしましょう．例えば高血圧の合併症があった場合，「高血圧あり，内服して，普段の血圧120/80 mmHg程度」くらいに済ませてはいませんか．高血圧に関しても，いつぐらいから内服を始めたのか，そもそも病院にいった契機は，検診で指摘されたのか，頭が痛くなったのか，内服前の血圧はどれくらいだったか，血圧が200 mmHgを超えたことがあったのか，内服を始めてからの血圧は，内服量は増えていないか，今はどれくらい内服薬を飲んでいるのか，と経過を聞いてまとめてみましょう．「血圧が高いことは10年以上前から指摘されていたが，3年前に仕事中に胸が苦しくなり病院にかかり，そのときから内服を開始している．内服前は200/120 mmHgなどの血圧も何回かあったが，今は降圧薬を3種類飲んで，120/80 mmHgぐらい」．前者と後者では，後者の方が麻酔に関して気をつけなくてはいけないことが，いくつもはっきりみえてくると思います．

私も研修医時代のある上司の先生に，**「疾患に対してはストーリーにして書きなさい」**と口を酸っぱくして言われました．その当時は，一つひとつの合併症に対して経過を聞いてまとめるのは，非常に大変で時間もかかっていました．でも，慣れてくると早くできるようになるものです．またこうして経過を聞いていると，患者の問題点に親身になって考えられるような気がするのです（あくまでも主観ですが）．

退院時サマリーを予想して書いてみよう

退院時サマリーは，術後どのような経過をたどるのか予想するのに，良い勉強になります．どんな術後合併症があるの

か，どれくらいで退院できるのかなど，術後に関することを知ることも手術・疾患の知識を深めます．たまに術前診察をしたときに，患者に「どれくらいで帰れますか」と聞かれることがあります．このとき，ただ「主治医に聞いてください」と答えるよりは，「一般的には〜ですが，詳しくは主治医にご確認ください」と答えられれば信頼も得られるのではないでしょうか．

手術計画書を作成してみよう

　手術計画書の作成にあたっては，どのように手術を進行していくのか，どこを皮膚切開するのか，どういう手順で剥離し，切除・再建するのか，を意識して手術手順をまとめてみましょう．手術計画を立てる際に，画像を見直すことが増えると思います．どの血管がどこにあるのか，癒着していないかなどを観察しましょう．また，事前に癒着がわかっていれば，出血が増えるとか，時間がいつもよりかかるとか予想し対応をとることができます．そして手術計画を立てる際は，ぜひこの本を活用してください．それぞれの病院・外科医によって手術手順もさまざまかと思いますが，違うところはどんどんメモを記載していき，独自の手術手順書を作成してください．看護師の手術マニュアルもよくまとまっていて，参考になることが多いです．

　以上のような入院・退院サマリー，手術計画書を元に麻酔計画書を作成して麻酔を行えば，きっと質の高い麻酔が提供できるようになると思います．

日々研鑽を

　医療もスポーツなどと同じで，一度勉強しただけでは，いきなり質の高い医療はやはり行えないと思います．日々考え，実行し，反省し，それのくり返しによって質が高まります．今自分ができる最高の医療を提供し，日々研鑽に励んでください．そして，この本がみなさんの一助になれれば幸いかと思います．最後に，昔の上司に言われた言葉です．**「麻酔医ではなく，医師として勉強に励んでください！」**

〈黒澤　温〉

コラム❶ 麻酔科研修は自動車教習みたいなもの？

　麻酔科研修では指導医の監視のもとさまざまな手技を学び，成功体験を積むことと思います．このプロセスは自動車教習所の中のコースで教官を隣にのせて運転するのと似ています．

　例えば気管挿管は，絶飲食，麻酔・筋弛緩下，モニターと器具に囲まれた非常に恵まれた環境で実施されますが，麻酔科医を目指さない研修医が将来，手術場で同じ条件下に挿管することはほぼ皆無といってよいでしょう．研修を終えた皆さんを待っているのは病棟急変，救急外来やICUなどの過酷で劣悪な条件下での緊急対応です．患者の体位もとれず，体動，吐物や出血にまみれ，必要な処置が山積するなかで気道管理を行うことは至難の業で，まるでどしゃ降りで視界の悪い高速道路を初心者が一人で運転するようなもの，といえるでしょう．事実，**救急外来やICU，病棟での緊急挿管では，挿管困難の頻度が高く，合併症や死亡率も手術場の数倍に高まることがエビデンスで示されており，滅多に挿管する機会のない皆さんこそが非常に危険な現場の最前線に立たされている**ことが理解できるでしょう．食道挿管事故の和解金は2011年の事例で5,400万円とされています．喉頭上デバイスなど気道管理に有用な物品の多くははるかに安価で購入できます．声を上げて自分の職場の安全に必要な物品をそろえてもらうように病院に要望しましょう．

〈鈴木昭広〉

第1章 覚えておきたい基本事項

2. 各種体位と注意点

1 適切な体位の必要性と主な体位の一覧

医療行為にはそれぞれ最適な体位があります．例えば中心静脈を穿刺する場合，静脈が最も拡張するような体位をとることで，成功確率が上昇します．腰椎穿刺を行う場合でもベテラン看護師が介助する体位だと驚くほどスムーズな穿刺ができます．手術も同様で，最適な体位というものが存在します．しかし執刀医にとって最良の体位は患者にとって必ずしも快適な体位ではありません．全身麻酔中は意識がないことに加え筋弛緩薬を使用することで，正常可動範囲を超えた関節の動きが生じることもあります．体位に伴う危険性を理解したうえで最善の体位を考えることができるのが麻酔科医をはじめとした手術室スタッフです．眠っている間には痛みや辛さに気づくことができない麻酔中の患者の代わりに適切な体位を決め，患者を守る必要があります．

麻酔科医，特殊体位の多い脳神経外科医，整形外科医，手術部看護師を対象にした"体位固定の主導権は誰にあると考えますか"というアンケート[1]では約30％の人が**麻酔科医**と回答しています．麻酔科医として責任をもって適切な"手術体位"を設定する必要があります．

■ 麻酔中は意識が奪われ寝返りが打てない！

自然睡眠中の体位は人それぞれでしょうが，誰も気にとめません．不自然な体位で眠っていれば自分で寝返りを打てるからです．麻酔中，患者の体位に細心の注意を払う理由は，自然睡眠と異なり患者自身で体位変換ができないからです．手術中に不適切な体位をとりつづけた結果，手術終了後に神経障害に気づくようでは遅いのです．そこで表1に示すポイントに気をつけながら体位の固定を行います．最も重要なのは，自分だったら同様の体勢で苦痛を感じないか？ ということです．

表1 ● 全身麻酔中の体位のチェックポイント

	大項目	詳細チェック	✓
1	局所の圧迫がない	・皮膚,皮下組織,筋肉,骨,末梢神経,血管などへの圧迫の有無 ・かかる力を分散させるために接触面積を広くする	
2	関節可動域に無理がかからない	・麻酔がかかると可動域が大きくなってしまう ・可動域制限があれば必ず麻酔前に確認	
3	呼吸,循環への影響が少ない	・胸郭や横隔膜運動を制限しない ・血管の圧迫,屈曲を避ける ・体位によって血液が移動すると循環動態が変動	
4	手術進行を邪魔しない	・手術ができなければ意味がない.術者と相談	
5	麻酔管理の邪魔をしない	・急変時にも対応可能	
6	患者が安全,安楽で長時間耐えられる体位	・転落などの危険がないか,ベッドを動かすたびにチェック	

不適切な体位によって起こること.感覚麻痺・運動麻痺を見極め原因神経の検索を!

　長時間の神経の圧迫や伸展は末梢神経障害をきたします.米国麻酔学会(American Society of Anesthesiologists)が行ったClosed Claims(医療事故を保険会社の資料から検討した解析結果)では,術中死に次いで損害賠償の多い麻酔事故が神経障害でした.もちろん神経障害は体位によってのみ起こるわけではないため他の原因を除外診断することが重要です.手術終了直後でも癌の転移による症状が出てくる可能性もあります.複数の神経に障害が起こっている場合や,上位中枢の障害が疑われる場合,**中枢神経系の検索**(脳や脊髄)が必要となります.

　まずは予防が第一ですが,もし麻酔覚醒後に運動麻痺や感覚麻痺を訴えた場合は,どの神経が障害されているかを確認・同定します(図).

　術中の不適切な体位での圧迫による神経障害であれば通常,神経線維の構造的な障害は伴わず,**12週間以内に完全に回復することが多い**とされています[3].しかし,術後回診に行っ

尺骨神経麻痺

- 小指と環指外側のしびれ,母指内転筋障害(b)
- 第4,5指の中手指節間節(MPJ)の掌屈不可
- 骨間筋の萎縮と小指球の萎縮→鷲手(claw hand)

橈骨神経麻痺

- 中手指節関節(MPJ)の伸展障害,母指の外転麻痺
- 完全麻痺では手の伸展不良→垂手(drop hand)(c)

正中神経麻痺

- 第1〜3指,4指半分および周囲手掌面の知覚麻痺
- 母指と小指の対立ができない(a)
- 母指球の萎縮→猿手(ape hand)

腕神経叢麻痺

- 上位型麻痺(Erb-Duchenne型):上肢の挙上や肘関節の屈曲不可
- 下位型麻痺(Klumpke型):手指の麻痺など

坐骨神経麻痺

- 膝部以下の骨格筋の筋力低下(e),下肢外側と足全体の知覚麻痺
- 腓骨神経麻痺(d)→下垂足(drop foot)

大腿神経麻痺

- 大腿の頭側部(上方部分)や下肢の内側部の知覚麻痺
- 大腿四頭筋麻痺→膝立て不可,臀部の屈曲不可,膝の伸展不可(f)

閉鎖神経麻痺

- 大腿の内側部の知覚麻痺,下肢の内転障害(g)

図 ● 末梢神経損傷の症状と簡便な臨床診断法
文献2より引用

て,患者からしびれが続いていると言われている間は,「きっと治るはず」と思っていてもいつ治るのか心配で仕方ありません.手術体位を甘く見ると大変なことになります.

さいごに表2に一般的な手術体位をお示しします.次項から個別の体位と注意点について確認します.

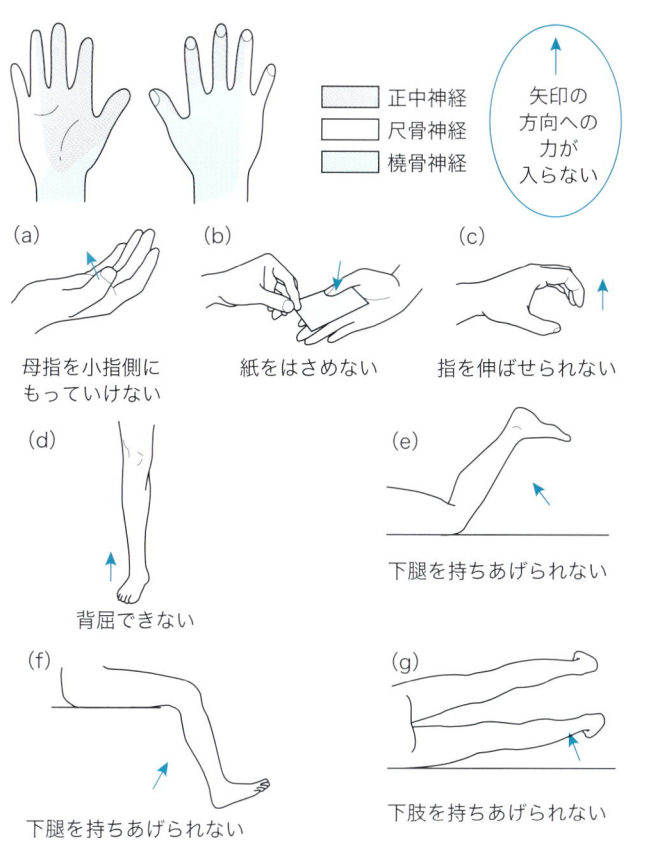

参考文献

1) 田畑幸子, 下拂 歩:手術医学, 33(3):224-227, 2012
2) 辻本三郎:V. 偶発症・合併症を防ぐために 1. 術中太系神経障害,「麻酔科診療プラクティス14 麻酔偶発症・合併症」(岩崎寛 編), p.196, 文光堂, 2004
3) 濱田 宏:限局した運動麻痺・感覚麻痺がある,「麻酔科診療プラクティス17 トラブルシューティング」(高崎眞弓 編) p.312, 文光堂, 2005

〈小野寺美子〉

表2 ● 一般的な手術体位

基本体位	変形体位	
1. 仰臥位	①頭高位	
	②頭低位	
	③懸垂頭位	
	④開脚位	※仰臥位で足を開く
2. 側臥位	①腎摘位	
	②パークベンチ体位	
3. 腹臥位	ジャックナイフ体位	※足は開く
4. 砕石位		
5. 坐位・ビーチチェア体位		

第1章 覚えておきたい基本事項

2. 各種体位と注意点

2 仰臥位

通常の寝ている体位なので障害が少ないと思われるかもしれませんが要注意です．ポイントは重力がかかる場所です（図1）．

■ 適応手術

最も一般的な体位なので頭頸部，胸腹部，上肢・下肢の手術などで広く適応されています．麻酔科医にとって緊急対応がしやすい体位ですので超重症患者は可能なら仰臥位で管理したいところです．

■ 圧迫部位→褥瘡に注意

- 後頭部
- 肩甲骨部
- 肘関節部
- 仙骨部
- 踵部

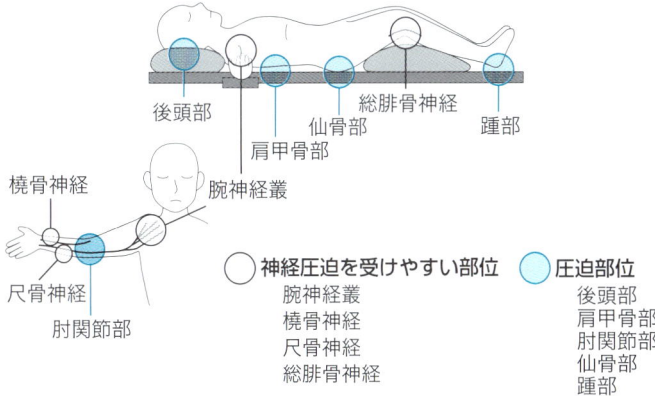

図1 ● 仰臥位の注意点
文献1より引用

呼吸器系への影響

- 腹腔内臓器にかかる重力により横隔膜が押し上げられる→換気量10％減
- 背面の肺に**無気肺**ができやすい→長時間手術では要注意

循環器系への影響

ほとんどありません．例外として，妊婦や巨大卵巣腫瘍などの場合に下大静脈圧迫により重度の低血圧となることもあります→右腰に枕を入れたり左下に傾けると圧迫が外れて循環動態が改善することもあります．

神経圧迫を受けやすい部位（図2）

1）腕神経叢

第5頸神経〜第1胸神経から由来し上肢の大部分を支配している神経叢です．交通外傷などで引き伸ばされて障害を受けることがあります．障害を受けると手や指の感覚異常や運動障害，握力低下などが生じます．また橈骨神経，尺骨神経，正中神経は腕神経叢から分岐するので，各神経も障害されます．

●POINT

- 上肢の90°以上の**外転は避ける**→手術に一生懸命になっている術者のお尻で押され，患者さんの上肢が過度に外転していることがあります．ここに気を配れるのも周りにいる者の役割です
- **手台と手術台の高さを揃える**→手台が低いと引き伸ばされて損傷を受けることがあります

2）橈骨神経

腕神経叢から出る枝の1つで，特に手背の親指側の知覚を司っています．上腕骨の遠位側を取り巻くように走行しているので，恋人に腕枕をして眠ることにより起こることがあり，Saturday night palsyという別名がついています．手術中は恋人の頭ではなく支柱によって上腕骨の遠位に圧迫が加わると障害が起こります．手関節を背屈することができなくなり"下垂手"と呼ばれる状況になります．

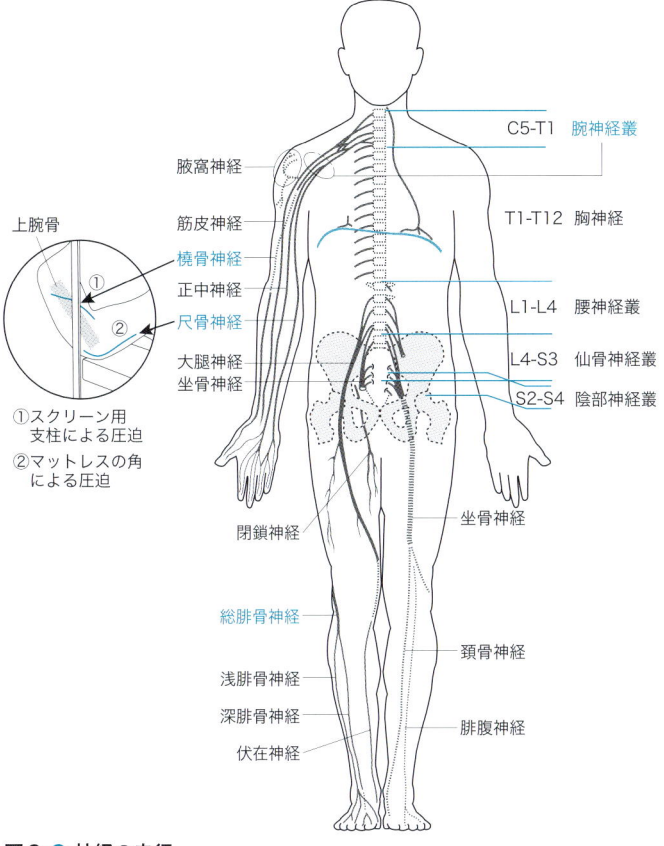

図2 ● 神経の走行

● POINT

・上肢の抑制帯をきつく巻かない
・患者さんの上腕に術者の肘や手術道具が当たらないように気をつける

3）尺骨神経

　橈骨神経と同じく腕神経叢から出る枝の1つです．小指側の手の知覚を支配しています．肘をテーブルにぶつけたとき

25

に電撃痛を生じる神経です．**男性**は尺骨神経が走る肘部管がもともと狭くなっていることが多いので尺骨神経麻痺の発生頻度が多くなります．障害されると指の開閉運動が障害され"**鷲手**"という状態になります．

● POINT

- 肘頭の部分への圧迫は絶対にダメ
- 肘関節は軽度屈曲位→これにより腕神経叢へのダメージも減ります

4）総腓骨神経

人体のなかで最も太い神経である坐骨神経から分枝する神経です．膝窩の浅いところを走っているので圧迫を受けやすく，障害を受けると"**下垂足**"となり足首の背屈障害となります．

● POINT

- 膝窩部にて自分の足の重みで総腓骨神経を圧迫してしまう危険性があるので，膝関節を軽度屈曲させるための枕を膝窩ではなく大腿後面に入れる
- 腓骨頭による神経の圧迫を避けるため足を外旋しないように気をつける

変形体位

1）頭高位

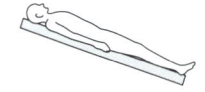

仰臥位のなかでも頭を上げた方がやりやすい手術があります．腹部の腹腔鏡下手術は視野確保のため頭高位を依頼されることが多くなります．ここで執刀医に言われるがままに頭を高くすると危険です．患者さんにどういう変化が起こるかを考えてください．患者さんの体がベッドから落ちないことは大前提です．そして循環器系への影響が出ます．心臓に戻ってくる血液が減るため，心拍出量が減り血圧が下がります．麻酔中は反射による代償機構が抑制され，予想以上の血圧低下をきたすことがあります．

頭部の血流が減り頭蓋内圧は下がりますが，脳虚血の危険

を確認しておきます．

佛が身体位をとるときは、頭が後方に垂っていくことを確認しましょう．自然な位置にするまで頭が動いていくよう、頸椎に自分が支えられる感覚にしっかりと配慮します．

4）開眼位

臥位姿勢主体の側臥位では、近赤外線で見たときの体位の1つです．
上半身は仰臥位のままで下肢を曲げて腰をひねり、佛者が足の開きを作ります．その腰まで出来ませんので、大腿背部などが圧迫されないように目を閉じるときのつらい痛み感覚などが起きがちです．

参考文献

1) 茂野香恵他2：手術体位の看護と看護師の役割「チームナーシング・プロブリム・ソリューション：手術看護の一側面を考えるための中期看護」（茂野香恵），p.65, 医学薬出版, 2011

〈小帛寺美子〉

呼吸器系は麻痺性による横隔膜の圧迫が減少するため楽になります。

2）頭低位（Trendelenburg体位）

仰臥姿勢を横たえて骨盤底面の殿部を挙げるおおよそ30°ほどに行われる体位です。いわゆるTrendelenburg**体位**，と呼ばれ，ショックなどの循環血液減少を伴うために採られることがあります。また骨盤腔臓器から中心静脈等観察する際にとられます。内臓を大きく頭方挙上げるために使われます。

褥瘡注意としてベッドから滑らないことはもちろんですが，胸部継続蓋が圧迫されるように肩に引き付けるを支持器等をもちろん頭隆起に沿うように肩に引き付け，それよりも内側腹そしても外側腹そして胸肺継続蓋が滑らないとされます。

また横隔膜が臓側に移動するため**気胸内圧が上昇した**状態となり，呼吸運動に抵抗がかかります。心臓に直接圧くる血液が貯まるために血圧が上がったり，頭隆起の鬱血が起こり，眼血内圧が上昇している患者さんには行ってはいけません。

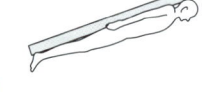

3）縫垂頭位

縫垂頭位とは背板を入れて，頭を後屈させて下が上という体位です。傾斜後重を大きく後方に傾け，または背中の前方に90°倒すとさらに強くなり，これをそのまま背中の方向に90°倒すとさらに強くなり，仰臥位よりも頭頂部に圧迫がかかることを持ちて下さい。頭部を押しつけることは何が口の内にあるか，誤嚥中の上方に入れつけることは何か，口の内にあるかが取り除かれる場合があり，誤嚥防止により，**気管チューブに**圧迫を倒されている患者チューブより**奥へ入ること**が多いのです。その状状奥臨も手術のに通路になり，術中に推薦科医がチューブの流れを継続することは困難です。通常は発声がしていないが，後ろからチューブを入れて正面に口が見られるから見えるものが生じます。

また経鼻を通用させそれにつけない患者さんに必要要です。

開胸リンパなど縫植位やなる縫椎腹膜そのに患者さんは，神経症状の変化をきたす場合があるため，必ず意識状を可動域経験を

第1章　覚えておきたい基本事項

2. 各種体位と注意点

3 側臥位

　横向きに寝るのが好きな方もいますよね？　手術中は横向きが好きだからといって側臥位で手術をすることはありません．意識のない，全身麻酔中の患者さんを側臥位にするのは一苦労ですし，危険も伴います．しかし手術のために必要であれば，危険のないように体勢を整えるのは麻酔業務の重要な点です．また挿管チューブの位置と手台がぶつかってしまうことが多いので，気道を守ることも大切です（図）．

適応手術

　肺や食道などの**開胸手術**で適応となります．このときは分離肺換気も同時に行うことが多く，さらに呼吸器への影響を考えなくてはなりません．

　整形外科の股関節手術や脊椎の前方手術も側臥位で行われます．

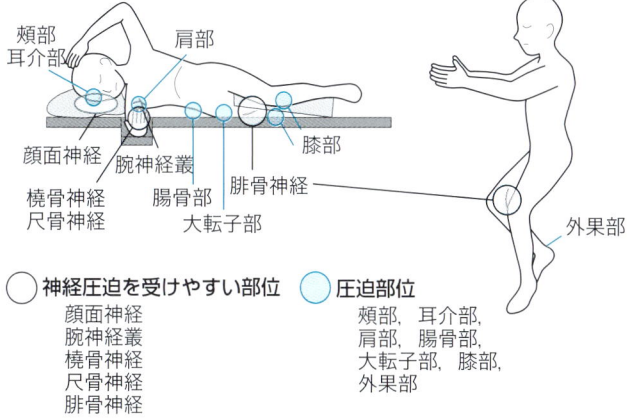

図 ● 側臥位の注意点
文献1より引用

圧迫部位

基本的に下になる部分が圧迫されます．血流が悪い耳介などでは壊死してしまう場合もあるので，円座を使用するなど注意が必要です．

- 眼球→下側の目は要注意!! 手術終了後，浮腫の有無もチェック
- 頬部，耳介部
- 肩部
- 腸骨部
- 大転子部
- 膝部→上側の膝の内側も注意．両足の間に除圧マットを入れます
- 外果部

呼吸器系への影響

下側の肺は，心臓などの縦隔や，腹部臓器に押されることによって広がりにくくなります．一方，重力により肺血流は下側で多くなります．この結果，換気血流不均衡が起こるためガス交換には不利な状況となります（p.46第1章-3-2参照）．

循環器系への影響

右側が下（右側臥位）では下大静脈が圧迫されて血圧が低下することがあります．

神経圧迫を受けやすい部位 (p.25第1章-2-2図2)

1) 顔面神経

頬部や耳下腺部の圧迫は末梢性の顔面神経麻痺の原因となります．顔面神経麻痺が起こってしまうと，患者さんのQOLを著しく損なう恐れがあるので注意を払います．

2) 腕神経叢・橈骨神経・尺骨神経・正中神経

側臥位では下側の腕に圧迫が加わりやすく腋窩が圧迫されないように気を配る必要があります．また，下側の上肢が過進展となると肘の内側を通る正中神経が障害されるため，必ず肘関節は軽度屈曲位に固定します．上側の上肢は外転が強

くなりやすいので，手台が肩よりも高くならないようにします．また頸部が脊柱に対してまっすぐとなるように枕の高さも調節しましょう．

3）総腓骨神経

仰臥位で述べましたが，特に下側の膝の外側に力がかかりやすいため注意しましょう．

変形体位

1）腎摘位

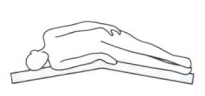

側臥位から，腎部分を挙上させるように体を"ヘ"の字に折れ曲げる体位となります．**腎摘出術**や**副腎摘出術**などで適応となります．

通常の側臥位で注意する点に加え，挙上させた腰の部分に体圧が集中しやすいので体圧を分散させるような方法（ベッドマットの下に枕を入れ接触面積を広くする）をとります．長時間手術で圧迫され続けたために**横紋筋融解**をきたした症例報告もあります[2]．

また下側の肺は屈曲により胸郭の動きがさらに制限され，**無気肺**を形成しやすくなります．長時間に及ぶ場合には，途中で加圧し肺を膨らませたり，手術終了後の抜管前にしっかり吸引・加圧を行いましょう．術後の胸部X線をみて真っ白！！となることがしばしばあります．

2）パークベンチ体位

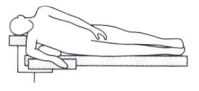

パークベンチ体位は名前のとおり公園のベンチで横になって寝ている姿から名づけられています．この体位は体幹部のローテーションの程度と頭部の位置の組み合わせにより多くのバリエーションがあります．**脳外科手術**の聴神経腫瘍や松果体腫瘍といった，中・後頭蓋窩の病変の手術時に適応されます．

基本的には側臥位で，頭部は**3点固定器**で直接固定します．ピンが頭蓋骨に固定されるときの患者さんへの侵襲は大きく，十分な麻酔深度が求められます．

術野の邪魔にならないように，上側の腕は足側に軽度牽引します．下側の上肢は手術台の頭側から下垂させて前腕は床

と平行に固定します．体幹は側板などの固定器具でしっかりと固定します．

　腫瘍の位置に合わせて，頭部の前屈具合や体幹のローテーションが変わります．また静脈性の出血を減らすために頭部は心臓よりも高くなる体位となるため，術創（特に頭蓋骨）からの空気塞栓の危険があります．

　下肢は上半身の傾きに合わせて自然と前後に開き，圧迫される部分がないように除圧マットを使用します．

　一般的な側臥位よりさらにアクロバティックな体位なので，荷重がかかりすぎる部分がないように，覆布がかかる前までにしっかりチェックします．

　ルート類を手術中に取り直すことは困難です．体位をとる際にトラブルがないか，滴下状況や動脈波形の確認も怠らないようにしましょう．

参考文献
1) 2章 手術体位 2．手術体位の基本と看護師の役割「ナーシング・プロフェッション・シリーズ手術室看護―術前術後をつなげる術中看護」（草柳かほるほか 編著），p.71, 医歯薬出版，2011
2) 林 路子ほか：麻酔, 51（9）：1029-1031, 2002

〈小野寺美子〉

第1章 覚えておきたい基本事項

2. 各種体位と注意点

4 腹臥位

　長時間，腹臥位で居続けることがとても大変なことはみなさんおわかりと思いますが，手術の種類によってはどうしても腹臥位が必要な場合があります．腹臥位手術は気管チューブトラブルなどの対応も行いにくく，心停止でも胸骨圧迫ができません．麻酔科医泣かせな体位の1つですが，その危険性を反映してか，麻酔料金は通常の1.5倍に設定されています．

　頭部を固定する必要があるかどうか，顔を左右に向けるのか，などに応じて挿管チューブの固定・管理方法にも注意を払います（図1）．

適応手術

　脊椎の手術はほぼ腹臥位で行われます．頸椎の場合は頭部の固定が必要なため3点固定で行うことが多く，胸椎，腰椎レベルの手術では馬蹄型のヘッドレストを使用します．

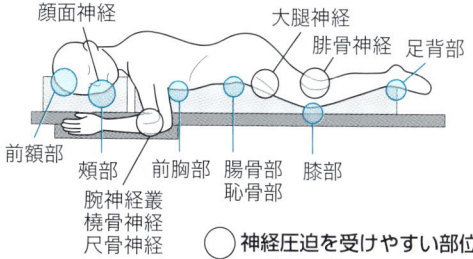

図1 ● 腹臥位の注意点
文献1より引用

眼球の圧迫の有無がミラーで確認できるProne View® (図2) といった頭部支持器もあり，眼球圧迫を防ぎつつ，首をまっすぐに保つことができます．

　そのほか骨髄液採取や背部の皮膚腫瘍など頭部の固定を必要としない手術は，顔面を左右どちらかに向けて顔面の圧迫を避けますが，頸部や腕神経叢の過度の伸展に注意が必要です．

圧迫部位

　日常生活であまり加重されない突起部分に体圧がかかるので適切な除圧が必要です．

- 前額部，眼球→眼球圧迫や角膜保護不十分による角膜潰瘍で失明も起こります．さらに，腹臥位では眼球の直接圧迫がなくても**失明**が起こりうるとされています．
- 頬部
- 前胸部・乳房（女性）
- 腸骨部
- 恥骨部・陰部（男性）

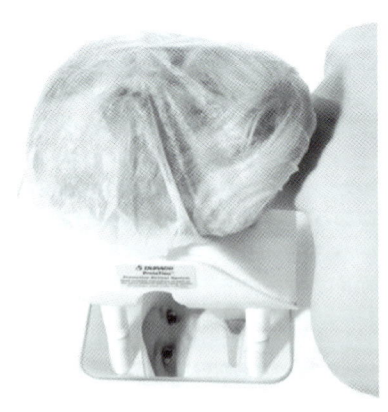

図2 ● ProneView®
写真提供：株式会社メディカルリーダーズ

- 膝部
- 足背部

呼吸器系への影響

- 患者自身の体重や支持器による圧迫が胸郭運動を制限するため，低換気になりやすいです
- 換気血流比は改善することが多く（人工呼吸中の横隔膜の運動は体の前面で大きく，腹臥位にすると体の前面で血流も良くなるため），ガス交換には有利になります
- 低酸素をきたした場合には，無気肺形成を考え加圧します

循環器系への影響

- 下大静脈や大腿静脈圧迫により静脈灌流量が減少し，心拍出量が減少しますが，末梢血管抵抗は上昇気味となるため大きな循環動態変動はきたしにくいです
- 下肢の血流がうっ滞しやすいので深部静脈血栓症を起こしやすいです

神経圧迫を受けやすい部位

1）顔面神経，眼窩上神経

頬部や耳介部の圧迫により顔面神経が障害され，それより末梢の顔面神経麻痺をきたすことがあります．表情筋麻痺となったり，口角が動かなくなってしまいます．また眼窩の上の部分が圧迫されると，三叉神経の枝である眼窩上神経が麻痺し，前頭部から頭頂部の知覚異常を起こすことがあります．

2）腕神経叢，橈骨神経，尺骨神経

頸部の過伸展，上腕の過度の外転などにより腹臥位でも起こります．特に肘を曲げすぎることにより尺骨神経が損傷されるので自然な位置を保つように手台を調整します．

3）外側大腿皮神経

上前腸骨棘の内側を走る外側大腿皮神経は特にフレーム支持器を使用した腹臥位手術で障害されることがあります．皮神経のため運動障害は起こりませんが，大腿前面の知覚障害，しびれが起こります．

腹臥位と失明リスク

脊椎手術の0.028〜0.2％に失明が起こるという報告[2]があります。この原因としては虚血性視神経症，後頭葉の脳梗塞，中心網膜静脈閉塞症などが考えられています。目の血流を主に司る眼動脈は内頸動脈から分岐し，網膜や視神経乳頭へと供血していますが，終末枝は吻合のない終動脈であるので，虚血による障害を受けやすくなります。また眼球への圧迫が加わると中心網膜動脈閉塞症を誘発する可能性があると考えられています。特にリスクが高い患者は，長時間手術や大量出血したケースです。術前から予測される場合は失明の可能性についても説明し，できるだけ頭高位気味にして眼球への圧迫を防ぎます。低血圧や貧血にも気をつけましょう。

変形体位

●ジャックナイフ体位

ジャックナイフ体位とは痔核や鎖肛といった肛門の手術をしやすくするための体位です。基本的には腹臥位ですが，**両足を開き**，お尻を突き出すような体勢となります。ベッドを折り曲げる場合と，下肢の支持器を使用する場合があります。圧迫部位などは基本的に腹臥位と同様ですが，肛門を見やすくするために頭を下げることが多いです。脊髄くも膜下麻酔で管理する場合，頭低位では高比重の局所麻酔薬が頭側に移動し予想外の低血圧や高位脊椎麻酔を起こすこともあるので注意が必要です。またこの体勢から緊急に気道確保を行うのは非常に困難ですので，鎮静の可否や挿管困難の有無など術前に考えておかなければならないことが多い体位です。

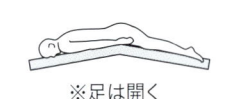

※足は開く

参考文献
1) 2章 手術体位 1．手術体位の基本と看護師の役割「ナーシング・プロフェッション・シリーズ手術室看護―術前術後をつなげる術中看護」（草柳かほる ほか編著），p.80，医歯薬出版，2011
2) 川口昌彦 ほか：麻酔，58（8）：952-961，2009

〈小野寺美子〉

第1章 覚えておきたい基本事項

2. 各種体位と注意点

5 砕石位

通常，分娩の際にとる体位ですが，適応となる手術もたくさんあります．一見，仰臥位とそれほど変わらないように見えますが，いろいろな危険が潜んでいます．

■ 適応手術

産婦人科や泌尿器科領域の会陰部からアプローチする手術で適応となります．また肛門部からの操作が必要な直腸手術でも砕石位をとります．術式によって同じ砕石位でも足の上げ方などが変わりますが，**足の開きすぎ，上げすぎ**には要注意です．

■ 圧迫部位

ほぼ仰臥位と変わりません（図）．

■ 呼吸器系への影響

- 下肢挙上によりさらに横隔膜運動が制限されるので肺活量が15～20％減ります
- 仰臥位と同様に背側の無気肺ができやすいです

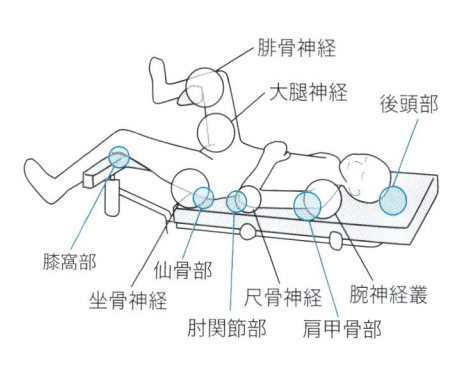

○ **神経圧迫を受けやすい部位**
腕神経叢
尺骨神経
大腿神経
坐骨神経
腓骨神経

○ **圧迫部位**
後頭部
肩甲骨部
肘関節部
仙骨部
膝窩部

（図中ラベル：腓骨神経，大腿神経，後頭部，膝窩部，坐骨神経，仙骨部，尺骨神経，肘関節部，肩甲骨部，腕神経叢）

図 ● 砕石位の注意点

循環器系への影響

- 下肢の挙上や，手術終了後に下肢を下ろすことにより血液量の急激な変化が起こるため，血圧の変動が生じます
  → 循環血液量が少ないと判断した場合は，一方の足から下ろし，血圧を測定し安定していることを確認してからもう一方の足を下ろすようにする

神経圧迫を受けやすい部位

1）腕神経叢，橈骨神経，尺骨神経

p.23 第1章-2-2参照

2）大腿神経，外側大腿皮神経

大腿神経，外側大腿皮神経ともに鼠径靱帯の下を通るので，長時間の大腿部の屈曲，外転，外旋による鼠径靱帯での圧迫によって麻痺が発症すると報告されています[1]．軽度な症例では知覚障害のみであり，見過ごされていることもありますが，頻度は10％前後にものぼるという報告[2]もあります．運動麻痺まで生じた場合は硬膜外麻酔の穿刺による合併症との鑑別が必要になることもあります．

3）坐骨神経

大腿を過度に外転（開脚）したり，股関節を屈曲したまま膝関節を伸ばすことで坐骨神経が伸展してしまい，麻痺をきたす場合があります．一度障害が起こると約半数で運動麻痺が残存するなど予後は不良とされています．

4）総腓骨神経

砕石位をとるときに使用する支脚台が膝の外側に当たると，腓骨頭と台の間に神経が挟まり麻痺が起こります．

参考文献

1) 水本賀文 ほか：日産婦関東連会報，40：413-416，2003
2) Warner, M. A., et al. : Anesthesiology, 93 : 938-942, 2000

〈小野寺美子〉

第1章 覚えておきたい基本事項

2. 各種体位と注意点

6 坐位，ビーチチェア体位

坐位での手術は近年あまり見かけなくなりました．主に坐位手術を行っていた脳神経外科領域で**空気塞栓**の危険性から件数が減っているからです．しかし乳房再建術や肩関節手術などは坐位に近い体位で行われています．気をつけなければならない点は，空気塞栓と，患者さんを起き上がらせるときに起こる低血圧です．また乳房再建術では，仰臥位で手術が開始され，途中で坐位を取るので，手術開始前に坐位への変換が可能であることを確認し体の位置などを決定しなければなりません（表）．

適応手術

乳癌によって乳房を切除した後に美容目的で再建する場合，

表 ● 坐位の注意点

頭　部
□ 固定できているか

上　肢（外転位の場合）
□ 支持器具が直接皮膚に接触していないか □ 支持器具は手台にしっかり固定されているか □ 固定帯はきつすぎず，2カ所で固定してあるか □ 肩関節の外転角度は90°以内か □ 肘関節は伸展していないか □ 手台とベッドのマットレスは平行，あるいは手台を少し高めにしてあるか

体　幹
□ 安定しているか □ 左右に傾いていないか

下　肢
□ 膝部下に補助枕が挿入されているか □ 膝部下の補助枕で腓骨部を圧迫していないか

文献1より引用

立位での左右のバランスが非常に重要です．そのため広背筋や腹直筋から皮弁を形成する間は仰臥位で，いよいよ乳房を形作るときに坐位をとって左右のバランスなどを確認する必要があります．

後頭蓋窩腫瘍に対しても，施設や症例によっては坐位手術が施行されている場合があるため，問題点などを知る必要があります．

また肩手術時の体位をビーチチェア体位と呼び，坐位に近い体位をとります（図）．肩手術中には術側の上肢が執刀医によってさまざまな方向に牽引されます．術操作に伴って患者の頭が手術台から落ちたりしないようにしっかり固定します．引っ張られすぎると**頸椎捻挫**や**腕神経叢の障害**につながりますので，手術中もしっかり観察します．

圧迫部位

ほぼ仰臥位と変わりません．
- 後頭部
- 肩甲骨部
- 肘部
- 臀部→仰臥位のときよりもズレが生じやすいため皮膚障害リスクは高くなります
- 踵部

神経圧迫を受けやすい部位
腕神経叢
尺骨神経
坐骨神経
腓骨神経

圧迫部位
後頭部
肩甲骨部
肘部
臀部
膝窩部
踵部

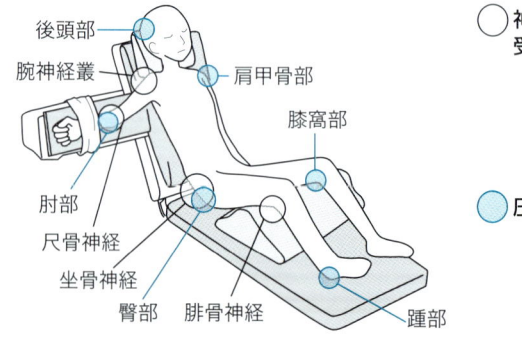

図 ● ビーチチェア体位の注意点

呼吸器系への影響

- 頭頸部が動く範囲が広いため，チューブトラブルには気をつけましょう．頸の曲げ具合によって挿管チューブの先端と気管分岐部の位置関係が変わってしまうので，体位固定後必ず片肺挿管ではないか聴診で確認をしてください
- 重力により横隔膜が押し下げられるため，呼吸には有利になります

循環器系への影響

- 開頭手術では頭蓋内の静脈洞が陰圧となり，**空気塞栓**が起こる可能性があります．起こってしまった場合は**中心静脈カテーテル**から空気を吸引します
- 静脈還流は妨げられるので，体位移動時には血圧が低下します．長時間になると下肢の浮腫をきたしやすくなります

神経圧迫を受けやすい部位

1）腕神経叢・橈骨神経・尺骨神経

基本的には仰臥位と同様です．体位変換のときに上肢が引き伸ばされないように気をつけます．

2）坐骨神経・総腓骨神経

膝が伸びた状態で上半身を起こしすぎると坐骨神経が伸展します．膝を曲げて体を固定するために大きめの補助枕を挿入します．この枕で腓骨頭が圧迫されると総腓骨神経麻痺をきたすので除圧に注意します．

参考文献
1）武田太郎, 十亀　勇：Ope Nursing, 24（3）：p.97, 2009

〈小野寺美子〉

第1章 覚えておきたい基本事項

3. 麻酔科医としてのチェックポイント

1 薬剤投与の鉄則
~麻酔関連偶発症2位，ミスを防ぐ方策

　不適切な薬剤投与は，麻酔関連偶発症の原因のなかで不適切な気道管理に次ぎ2番目に多いと報告されています．麻酔中には，麻薬，静脈麻酔薬，筋弛緩薬，局所麻酔薬，昇圧薬，降圧薬，利尿薬など，実に多くの薬剤を使用します．投与方法には，静脈投与や中心静脈投与，またシリンジポンプや輸液ポンプを用いた持続投与も頻繁に行われています．さらに，投与経路も静脈内投与のみではなく，硬膜外カテーテルや，末梢神経ブロックカテーテルからも薬剤投与が行われています．薬剤投与は，これだけ複雑な状況下で行われているため前述のように麻酔関連偶発症の原因として多くなっているのも理解できます．しかし，場合によっては薬剤投与ミスが患者の生命に直結するため，そのミスを防ぐために行われている方策をいくつか提案したいと思います．

　薬剤投与に関するミスは，**①投与薬剤の間違い**，**②投与量の間違い**，③調整濃度の間違い（溶解忘れを含む），**④投与速度の間違い**，**⑤投与経路の間違い**，などがあげられます．

① 投与薬剤の間違い

　投与薬剤の間違いは，アンプル選択の段階での取り違え（シリンジの中身がそもそも違う），シリンジの取り違え，などが原因としてあげられます．アンプルには色やデザインの類似，複数規格・濃度が存在するために，選択の段階でミスを犯すことがあります．対処法としては，薬剤のダブルチェックや，薬剤カートの整理，プレフィルドシリンジの導入などがあげられます．シリンジに薬剤を詰めた際には，薬剤名と濃度が，薬剤投与時にも見えるようにラベリングあるいは記載することでミスを減らすことができると考えられます（図1，2）．

② 投与量の間違い

　投与量の間違いは，指示者と投与者の間でのコミュニケー

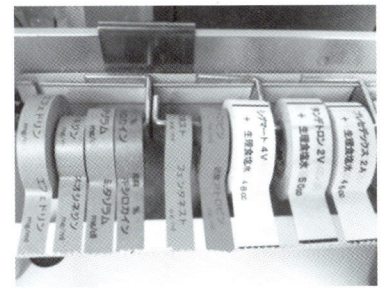

図1 ● 薬剤のラベル

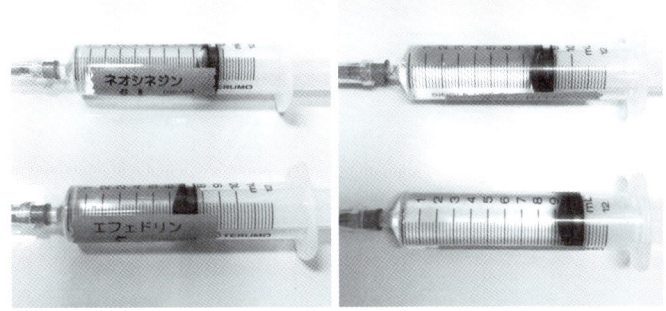

図2 ● ラベルの貼り方
左：シリンジの目盛りと薬剤名，濃度が同時に確認できるように記載，貼付（良い例）
右：投与時に目盛りを見ると，何の薬剤か確認できない（悪い例）

ションミスで起こりうるため，投与前後に指示の復唱がされるべきです．また，指示がmLなのかmgなのかが統一されていないこともミスの原因となるため，≪薬剤名，〜cc，〜mg≫（例：エスラックス®，4 cc，40 mgをiv）などと，施設内で決まった表現を使用することで紛らわしさも減り，投与量ミスを防ぐことができます．

③ 調整濃度の間違い

調整濃度の間違いは，使用頻度の少ない薬剤の使用時や，緊急時，慣れていない者が調整する際に起こります．調整方法のダブルチェック，薬剤投与時の投与量，濃度の再確認など

で対応するしかありません．溶解忘れの防止（例：ミズチバ⇒アルチバ®を溶き忘れて生食を麻薬と思って使用することを表す隠語）には，必ず薬剤の調整が**終わってから**シリンジに薬剤名，濃度のラベリングや記載を行うことを徹底することで防ぐことができます．また，お決まりの調整濃度があろうと薬剤の濃度は**必ず記載するべきです**（図3）．

④ 投与速度の間違い

投与速度の間違いは，計算ミスや機械の速度の誤入力によることが多いです．これらは個々人で注意深く施行することで防ぐしかありません．投与速度の計算に自信のない場合（乳児のカテコラミン量など）は必ず確認すべきです．表計算ソフトなどを使用して，体重を入力することで投与量が計算される表を作成することも有用です．三方活栓を使用している

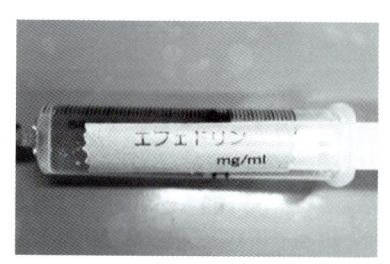

図3 ● 薬剤濃度は必ず記載すること!!

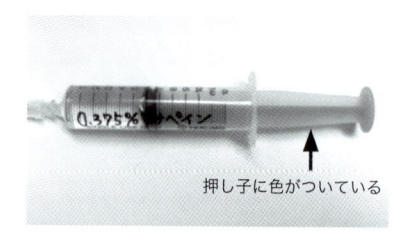

図4 ● カラーシリンジの使用による，硬膜外投与薬剤の区別

場合には，持続投与の際の開放忘れにより薬剤が投与されていなかったり，その後の開放により急速投与されてしまうといったミスが起こりうるので注意が必要です．

⑤ 投与経路の間違い

投与経路の違う薬剤，例えば硬膜外投与する薬剤は静脈投与の薬剤とは別のトレーに入れたり，カラーシリンジを用いることで区別することができます（図4）．両方の方法を取り入れると，より効果的と考えられます．また，硬膜外カテーテルからの薬剤投与時は，前回投与時以後のくも膜下や血管内への迷入の可能性を常に頭に入れて，毎回しっかりと吸引試験を行ってから投与するべきです．

薬剤投与のミスは，適切な周術期管理を任されている麻酔科医にとって起こしてはいけないことです．しかし，麻酔中の薬剤投与はさまざまな人がかかわるためにヒューマンエラーの可能性が常に存在します．上記の方法や，各施設での工夫によりミスを未然に防ぐよう取り組む必要があります．

〈丹保亜希仁〉

第1章 覚えておきたい基本事項
3. 麻酔科医としてのチェックポイント

2 開胸術一般の豆知識
～開胸術における生理学的変化

　肺はガス交換のための臓器です．これが機能するためには肺胞内に一定の圧力がかかり換気が行われ，機能血管である肺動脈からの血流が存在することが必要です．呼吸生理は，調節呼吸や体位の影響を大きく受けます．さらに肺切除術に代表される開胸術では，分離肺換気を行うことで下側肺のみが換気される状態となります．ここでは，開胸術において知っておくべき生理学的変化についてまとめます．

■ 正常な換気／血流比（$\dot{V}_A/\dot{Q}$）について理解しよう！

　立位・仰臥位，自発呼吸下では肺の下部にいくに従い，血流・換気分布ともに重力の影響を受け，直線的に増加します．しかし，肺上部では換気量に比べて血流量の方がより小さい値から始まり，肺下部ではより大きい値となるため，$\dot{V}_A/\dot{Q}$の値は最初は急激で下部にいくにつれて緩徐な減少となります．いずれにせよ，下部にいくほど低くなるわけです．Westは肺を上から4つの分画（ZONE）にわけてこれを示しました（図1）．

■ 側臥位ではどうなるの？

　自発呼吸下では，立位同様に側臥位でも，血流量は垂直方向で下部にいくほど大きくなります．また，左右の肺で比べた場合には下側肺により多くの血液が流れます．換気量も下側肺で相対的に増加し，$\dot{V}_A/\dot{Q}$は下側肺にいくに従って，減少していきます（サイズの大きい右肺の方が換気量は大きくなります）．

■ 側臥位で調節呼吸を行うと何が起こるの？

　自発呼吸下と調節呼吸下で肺血流分布には違いが認められません．ところが，2つの肺の換気分布には大きな違いが生じます．調節呼吸下では上側肺の換気量が大きくなるのです．これにより$\dot{V}_A/\dot{Q}$不均衡が生じます．これは横隔膜が能動的に収縮

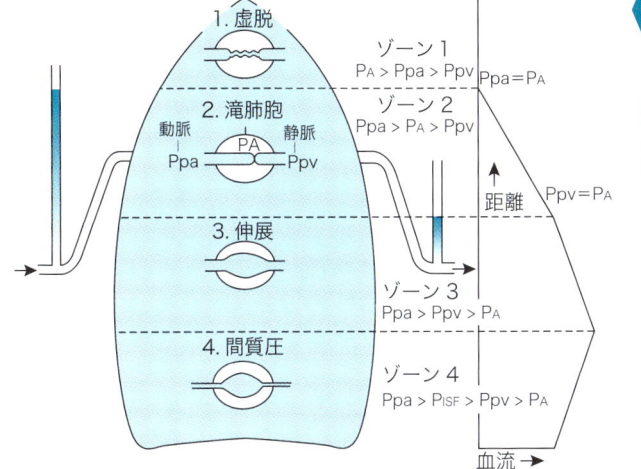

図1 ● 肺の4ゾーン
文献1, p533より引用

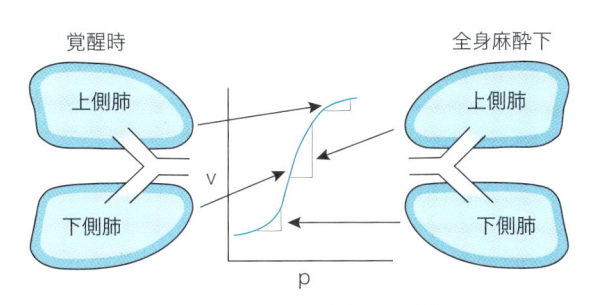

図2 ● 肺コンプライアンスへの全身麻酔の影響
文献2, p.1470より引用

できず，腹部臓器の圧迫を受けることや，下側肺が縦隔による圧迫を受けるために膨張を妨害され機能的残気量が減少することが原因です．また，全身麻酔下に調節呼吸をすることで，下側肺は圧—容量曲線の急峻でコンプライアンスの高い部位から，低い部位に移動するとも考えられています（図2）．

■ 上側肺を開胸してみよう

　開胸することも，肺血流分布には影響を与えません．しかし，換気分布に対しては大きな影響を与えます．これは上側肺が胸壁によって拘束されなくなるために，比較的自由に膨張し過換気の状態となるためです．その結果，さらなる$\dot{V}_A/\dot{Q}$不均衡を引き起こす可能性があります．

■ $\dot{V}_A/\dot{Q}$比不均衡に対処するには？

　ここまでで，側臥位・調節呼吸・開胸下では，換気良好だが血流の少ない上側肺と，血流は多いが換気が不十分な下側肺により大きな**$\dot{V}_A/\dot{Q}$不均衡**を生じることが理解できたと思います．外科的な手技により露出した肺の膨張を制限することは血流が良好な下側肺での換気を増加させることとなり，$\dot{V}_A/\dot{Q}$不均衡を解決することがあります．分離肺換気で下側肺のみで換気を行うことも同様であり，下側肺にPEEPをかけることも有効であると考えられています．

■ HPVって？

　HPV（hypoxic pulmonary vasoconstriction）とは低酸素性肺血管収縮を意味します．これは無気肺が生じるとその部位の肺血管抵抗が増加し血流が減少し，換気されている肺胞の近くの血流が増加するという現象です．**シャント血流**を減少させて動脈血酸素分圧を維持する自己調節機構であるともいえます．これにより，分離肺換気では換気されていない上側肺から下側により多くの血流が分布することが理解できます．吸入麻酔薬であるハロゲン化薬物は，*in vitro*でこの作用を抑制することが示されています．一方，亜酸化窒素（笑気）や静脈麻酔薬はほんのわずかな抑制を生じるのみとされていますが，近年のバランス麻酔では，吸入麻酔，静脈麻酔のどちらを選択しても臨床的には大きな問題とはなりません．

参考文献
1）「ミラー麻酔科学」（Miller, R. D. 著，武田純三 日本語版編），メディカル・サイエンス・インターナショナル，2007

〈飯田高史〉

第1章 覚えておきたい基本事項
3. 麻酔科医としてのチェックポイント

3 開頭術一般の豆知識
～脳血流・頭蓋内圧と麻酔

　脳は重量が1,500 g程度ですが心拍出量の約15％の血流を受ける重要な臓器です．開頭術においては頭蓋内腫瘍などにより頭蓋内圧が上昇している症例も多く，術前評価で頭痛の有無，意識レベル，CT所見，神経学的所見などの確認をしておきましょう．開頭術における麻酔では適切な脳灌流圧を保ちつつも頭蓋内圧を上昇させないような全身麻酔管理が重要となります．また術後の神経学的所見の確認のためにすみやかな術後覚醒が求められます．さらに微細な操作の顕微鏡手術が行われることが多く，術中の患者の体動も許されません．ここでは脳血流・頭蓋内圧と麻酔に関する一般的な基本的知識をまとめておきます．

脳血流量に影響する主な因子

①脳灌流圧

　　　脳灌流圧＝平均動脈圧－頭蓋内圧
　　　脳血流量＝脳灌流圧 / 脳血管抵抗

②動脈血二酸化炭素分圧（$PaCO_2$）

　$PaCO_2$が20〜80 Torrの範囲では1 Torrの増加により脳血流量は約3％増加しますが，その効果は一過性で時間とともに減弱します（約24時間）．頭蓋内圧を上昇させないために術中は軽度の過換気で呼吸管理することが推奨されますが，過度の過換気は脳虚血を引き起こす可能性があります．必要に応じ$PaCO_2$＝30〜35 Torr程度の軽度の過換気としましょう．

③自己調節能

　健常人では平均血圧50〜150 Torrの範囲で脳血流自動調節機能が働き，脳血流量は一定に保たれます．ただし高血圧症の患者では自動調節範囲が高圧側に移動しており，術中の低血圧により脳虚血をきたしやすいので注意が必要です．

開頭術における薬物使用の注意点

①静脈麻酔薬

ほとんどの静脈麻酔薬が脳代謝率と脳血流量の両方を減少させると報告されており，特にすみやかな覚醒も得られるプロポフォールは開頭術における麻酔維持の第一選択薬といえるでしょう．ただし静脈麻酔薬のなかでもケタミンは頭蓋内圧を上昇させますので使用は控えた方がよいでしょう．

②吸入麻酔薬

セボフルランやデスフルランなどの揮発性吸入麻酔薬は脳血流量増加作用をもち頭蓋内圧を上昇させるといわれています．ただし1 MAC以下で使用する限りではその効果も弱く臨床使用上問題となることはないとされていますので，吸入麻酔薬を使用する場合には麻薬など他の鎮痛薬などを上手く用いながら1 MAC以下で使用しましょう．術前から極度に頭蓋内圧が上昇しているような患者では吸入麻酔薬は使用せずに静脈麻酔薬で維持した方がよいでしょう．

③筋弛緩薬

ロクロニウムやベクロニウムは頭蓋内圧の亢進した患者においても問題なく使用できますが，スキサメトニウムは頭蓋内圧を上昇させ得るため必要がなければ使用は控えた方がよいでしょう．

④麻薬性鎮痛薬

フェンタニルやレミフェンタニルなどの麻薬性鎮痛薬は頭蓋内圧亢進症例においても問題なく使用できます．術後のすみやかな覚醒を得るためには術中の鎮痛はレミフェンタニルを主体とし，フェンタニルの大量使用は控えた方がよいでしょう．

⑤降圧薬

ニトログリセリンやニトロプルシドなどの降圧薬は，容量血管拡張を引き起こし頭蓋内圧を上昇させることが知られています．硬膜切開まではなるべく使用を控えた方がよいでしょう．

⑥マンニトール

脳浮腫軽減のために20％マンニトールを投与することがあります．投与量と投与時期は術者と相談して決定しますが，通

常は硬膜切開前までに患者の体重あたり 0.5 〜 1 g/kg を 20 〜 30 分間で投与します．**マンニトール投与時は高カリウム血症が起こることがあり注意が必要です．**

⑦輸液管理

頭蓋内圧低下，脳容積縮小を図るために過剰な輸液は避けましょう．また高血糖は脳障害予後を増悪させるために注意が必要です．もちろん低血糖も避けなければならず，術中は頻繁な血糖値測定を行い適切な血糖コントロールを心がけましょう．

〈三國生臣〉

第1章 覚えておきたい基本事項
3. 麻酔科医としてのチェックポイント

4 腹腔鏡一般の豆知識

　従来，手術創はメスで切開して鉤で広げて術野を展開していました．しかし，2009年のノーベル賞に光ファイバーやCCD技術が選ばれたように，今では光学技術を用いた高性能カメラを利用し，外科的手技の多くが鏡視下に小さな傷で行われるようになりました．なかでも有名なのは腹腔鏡下胆嚢摘出術などの腹腔鏡です．ここでは腹腔鏡に関して知っておきたい知識をまとめておきます．

■ なぜ気腹は二酸化炭素？ 酸素で気腹できないの？

　気腹ガスには二酸化炭素（CO_2）が使われるため，麻酔管理中は呼気CO_2濃度が上昇します．一般には気腹中は体外から入ったCO_2の蓄積を防ぐために換気量を20％増程度にして管理する必要があります．そもそも呼吸で捨てようとしているCO_2をわざわざ気腹ガスに使用せずとも，酸素でいいのでは？と思いませんか？小中学校の理科の実験で見たかもしれませんが，酸素のなかではモノの燃え方は激しくなります．もし酸素気腹で電気メスを使えば大変なことが予想されますね？CO_2なら助燃性がありません．しかし最も重要なのはCO_2が血液に溶けやすく，万が一血管内に入っても空気塞栓のリスクが少ないことです．

■ 最もコワイのは空気塞栓！

　気腹手術で最も怖い合併症は空気塞栓です．そもそも，おなかに8 mmHg以上の圧をかけているため，時に静脈圧よりも高いことがあります．万が一血管を傷つけた場合，そこから腹腔内のCO_2が一気に血管内に入り，下大静脈，右房を経て肺動脈に詰まります．突然のSpO_2，$EtCO_2$，血圧の低下は空気塞栓を強く疑います．気腹直後に多く，聴診上，水車用雑音が聴取できます．ただちに気腹を中止し，頭低位，左側臥位として気体の肺動脈への進行を防ぎ，蘇生のABCを含めた対症療法を行います．また，気腹により横隔膜が圧迫され

て，気管チューブが相対的に深くなる片肺挿管もSpO₂低下の原因です．気腹直後はバイタルサイン監視と胸部の聴診を行うようにしましょう．

EtCO₂が下がらない !?

気腹中に換気を増やしてCO₂を適正に保つことは先に述べましたが，換気を増やしてもEtCO₂が正常範囲に戻らない場合は皮下気腫を考えましょう．皮下から気腹のCO₂が持続的に吸収され続けると，EtCO₂が思うように下がらないことがありますので，患者さんの前胸部などを圧迫し，握雪音がないかもみてみましょう．皮下気腫が前頸部にまで及ぶ場合は咽頭気腫による抜管後気道閉塞の危険もあることを知っておきましょう．

気腹手術で気胸が起こる？

気腹手術中の低酸素の原因としては稀ながら気胸も考慮する必要があります．もし術者が何かの原因で横隔膜を損傷した場合，圧の高い腹腔から胸腔に気腹ガスが流入して気胸が起こりえます．しかし，横隔膜損傷がなくても，胎生期の遺残として腹腔〜胸腔間に何らかの交通がある患者がおり，その場合気腹に伴い気胸が生じることがありえます．

術後の創の数は減っていき，将来は傷なしに？ 究極の手術，NOTES

腹腔鏡下手術は創が小さいため，開腹手術に比べて術後の離床・回復が早くなります．また，整容面でも創が目立ちにくい利点があります．近年は，創をさらに少なくしようと，1つのポート孔での手術も行われるようになってきました〔単孔式腹腔鏡下手術（single incision laparoscopic surgery：SILS）と呼ばれる〕．さらに，体表に傷を作らず，口腔や腟など生理的な孔を経由して体腔内にアプローチする手術まで行われており，こちらはnatural orifice translumenal endocropic surgery（NOTES）と呼ばれます．2008年に大阪大学で本邦初のNOTES手術（経腟アプローチでの胃切除）が実施されています．

〈鈴木昭広〉

第1章　覚えておきたい基本事項

3. 麻酔科医としてのチェックポイント

5　産科麻酔一般の豆知識
〜妊婦のポイント

■ 気道確保・挿管困難に注意！

　妊娠早期より，鼻腔・口腔・咽喉頭を含む上気道の粘膜は毛細血管が拡張して浮腫状になります．仮声帯部分の浮腫により声門開口部が狭くなるので，気管挿管に際しては非妊娠時より細いカフ付き気管チューブを使用するように心がけましょう．また，妊娠に伴う乳房の肥大・胸壁の突出は，喉頭鏡操作を困難にするので，気管挿管時には通常よりもハンドル部分の短い喉頭鏡の使用が勧められます．**妊娠の進行に伴い喉頭展開・気管挿管の困難度が増し**，浮腫により脆弱性の増した気道粘膜は，喉頭展開時の機械的操作で出血しやすいので，丁寧に行いましょう．妊婦が全身麻酔を必要とする状況は緊急事態として発症することが多いので，常日頃より気道確保困難への対策〔挿管困難グッズの整備，DAM (difficult airway management) アルゴリズムの確認など〕をしておくことが必要です．

■ 低酸素血症・低二酸化炭素血症に注意！

　肥大した子宮が横隔膜を頭側に挙上するため，妊娠正期には機能的残気量 (functional residual capacity：FRC) が減少します．FRCが減少し closing capacity 以下になると，安静呼気時でも末梢気道が閉塞して換気血流比が低下し，低酸素血症の誘因となります．妊娠正期には非妊娠時に比べ酸素消費量が約60％増加する一方，FRCが減少するため，妊婦は無呼吸になると急速に低酸素血症が進行します．気道確保困難のリスクが高いことと併せ，妊婦の全身麻酔時の気道操作には十分に注意し，素早く的確に行う技量も必要です．

　プロゲステロンにより二酸化炭素に対する呼吸中枢の感受性が亢進し，妊娠早期から1回換気量，分時換気量が増加します．この結果，呼吸性アルカローシスになりますが，代償されてpHは正常範囲内に維持されます．分娩中の疼痛などで

分時換気量がさらに増加し，著明な低二酸化炭素血症とアルカリ血症となった場合は，陣痛発作の間の母体の意識消失や子宮血管の収縮による子宮胎盤血流の低下，それによる胎児への酸素供給量の低下をもたらす可能性もあります．

低血圧に注意！

妊娠第2三半期以降の妊婦が仰臥位をとると，肥大した子宮が下大静脈を圧迫するために心臓への静脈環流が減少し，心拍出量が低下します（**仰臥位低血圧症候群**）．その結果，母体の血圧に依存する子宮胎盤血流も低下します．血圧が下がれば胎児への酸素供給が不足するおそれがあるので，下大静脈の圧迫を軽減することが重要となります．妊娠20週以降の妊婦が手術を受ける場合，妊婦の右腰下に枕を入れるか，あるいは手術台を左に傾け**子宮左方転位**を行いましょう．

妊婦はなぜフルストマック？

肥大した子宮が胃を圧迫すると，胃内圧が上昇します．また，下部食道が胸腔内に移動して胃食道接合部の角度が小さくなり，食道下部括約筋の圧が低下します．加えてプロゲステロンは食道下部括約筋を弛緩させます．これらはいずれも胃内容物の逆流の危険性を高めます．陣痛が始まると，胃内容物の排泄が遅延し，胃内容物の量が増加します．よって，妊娠第2三半期以降の妊婦に麻酔を行う際は，常にフルストマックと考えて対処しましょう．分娩開始後に緊急帝王切開術に至った場合は，誤嚥のリスクを最大限に考慮して，麻酔計画を立てましょう．

妊婦はなぜ貧血なのか？

妊娠中は赤血球量，血漿量がともに増加し，循環血液量が増加します．エストロゲンやプロゲステロンがレニン・アンジオテンシン・アルドステロン系を活性化することで，ナトリウムおよび水分の貯留が生じ，母体血漿量が増加します．赤血球量も増加しますが，血漿量の増加率が赤血球量の増加率を上回るため，妊婦は希釈性の貧血状態となります（妊娠正期のヘモグロビン，ヘマトクリットの平均値はおのおの

11.6 g/dL，35％とされています）．

妊婦はなぜ血栓ができやすいのか？

妊娠中は第XI因子と第XIII因子以外のすべての凝固因子活性が増加します．逆にアンチトロンビン，抗Ｘa因子などの生理的抗凝固因子の活性は低下します．すなわち妊婦は凝固亢進状態となります．凝固亢進状態は出産時の出血に備えるという意味では目的に適っていますが，一方で深部静脈血栓症や肺血栓塞栓症などの血栓性合併症のリスクを高めることになります．妊婦の周術期管理においては，静脈血栓塞栓症の予防策を講じることが不可欠です．

妊娠中の麻酔薬の量は？

妊娠中に吸入麻酔薬の最小肺胞濃度（minimum alveolar concentration：MAC）は25〜40％低下します．帝王切開術を全身麻酔下で行う場合，子宮筋弛緩作用を有する揮発性吸入麻酔薬は0.5 MAC以下の濃度で投与することが推奨されてきました．また，妊婦では脊髄くも膜下麻酔や硬膜外麻酔において，一定のレベルの麻酔域を得るために必要な局所麻酔薬の量が，非妊娠時に比べ約20〜30％減少します．妊娠子宮による機械的圧迫や，妊娠中に増加したプロゲステロンまたはその代謝産物が，妊婦の末梢神経の局所麻酔薬に対する感受性を亢進させている可能性が示唆されています．

参考文献
1）「周産期麻酔」（奥富俊之，照井克生 編），克誠堂出版，2012

〈宮下佳子〉

第1章 覚えておきたい基本事項
3. 麻酔科医としてのチェックポイント

6 小児麻酔一般の豆知識
～小児のポイント

「小児麻酔」と一言でいいますが，「小児」には，さまざまな年齢（または日齢），体重の児が含まれます．私たちは，児それぞれの出生時の状態，身体的・心理学的発達の状態，生理学的特徴を把握し，その児その手術に適正な，まさにオーダーメイドの麻酔が必要とされます．

本項では，小児麻酔の学術的記載は他の教科書に譲り，研修医のあなたが，明日の小児麻酔の担当になったときに今から役に立つことをお伝えします．

まずは本項で小児麻酔のポイントを押さえ，その後で麻酔に必要な薬剤の種類，必要量，準備すべき道具など勉強して麻酔計画を立ててください．

■ 術前診察の前に押さえておくこと

まずは，診療録から把握できることを押さえます．

児の出生歴（出生週数，出生体重），早産であれば人工呼吸器管理歴（日数，サーファクタント使用歴），抜管後の酸素使用状況（慢性肺疾患の状態）が重要です．その他にも基礎疾患，内服薬，アレルギー，麻酔歴などは成人麻酔の術前と同じです．麻酔歴があれば，前回の麻酔導入方法，維持方法，術後の悪心嘔吐，疼痛の程度なども調べておきます．

胸部X線写真では，気道や肺，心肥大を見るだけでなく，挿管チューブ，経鼻胃管，中心静脈カテーテルの有無や位置も見ておきましょう．心電図，血液検査，心臓超音波検査など実施されていれば結果を把握しておきましょう．

最近のワクチン接種歴，通院歴など調べて，事前に児の状態から手術に至る状況を把握しておきます．

■ いざ，術前診察

まず，白衣のポケットに児の年齢に見合う小児用マスクをいくつか忍ばせておきましょう．手術室にバニラエッセンス

があれば，香りの種類を把握しておきます．

さて，患児と挨拶できましたか．児は親から何と呼ばれていますか．児は言葉を話せるのか，人見知りをするのか，または挿管管理中ですか．このときの様子で手術室へスムーズに来ることができるか判断します．必要であれば，術前鎮静を考えます．

麻酔の話は親だけでなく児にも理解できるよう心がけましょう．話を進めながら児の発達の様子，顔貌（下顎は小さくないか），咳・鼻水はないか，導入前の点滴は可能（できれば利き手と逆）か，点滴はどこから確保するかなど観察します．児の手をとれれば血管の走行をみておきます．児に好きな香りを聞きましょう．好きな香りのするマスクを準備することを約束し，抵抗がなければマスクを児が自分で顔に当ててくれるとベストです．マスクサイズを把握します．マスクに抵抗感を示す児も多いので，無理強いはやめておきましょう．

口を開けてもらい，巨舌や歯列や乳歯のぐらつき，扁桃肥大はないかをみましょう．ほかには，協力的な児であれば左右別々に鼻をおさえて左右の鼻腔の通りの良さをみます．

麻酔準備のために，内服薬の変更があるかもしれないこと，絶飲食の時間があること（これを守ることがいかに重要か），手術前に鎮静薬が投与されて眠った状態で手術室へ来るかもしれないこと，急な発熱などがあれば手術当日に中止もありうることなどを話しておきます．

さらに，手術後にウトウトと眠った状態があること，または泣きながら退室することもあること，酸素投与が必要になることなども話しておきます．

当日

麻酔準備が最も重要です．児の年齢に合う喉頭鏡，挿管チューブ（目的サイズの前後のサイズも用意すること），固定テープ，必要量・必要種類の薬剤（希釈するか，原液か）など物品を揃えます．麻酔器は小児用の蛇管，バッグ，人工鼻，マスク，換気条件を合わせ，モニターも設定を小児用にしておきます．

まずは，児が泣くことなく入室することが理想です．その

ために，術前鎮静，母児同伴入室など麻酔科医はさまざまな工夫をします．

次に，児に点滴があるか，啼泣しているかで，麻酔科医は入室前からいかに安全に導入するかを判断しなければなりません．

小児麻酔は手術室に入室する前から始まっているのです．指導医とともにあなたの麻酔計画をもとに麻酔を進めることとなるでしょう．

覚醒，抜管において小児麻酔での特徴の1つに深麻酔下で抜管することがあります．児の年齢や状態に合わせて選択されますが，覚醒後の抜管に比べて気道刺激が少ない状態で抜管することができます．

退室から翌日

退室時の児はさまざまです．ウトウトと眠り穏やかな状態の児や泣きながら酸素マスクを投げつけて退室する児もいます．術後にどのくらい覚醒させるか調整を行う麻酔科医の好みにもよるのかもしれません．

術後の児の疼痛表現には小学生以上ならばフェイススケールや視覚的アナログスケールが便利です．それ以外にも脈拍，呼吸数の上昇，顔面紅潮や苦悶様表情がないかなど多角的に判断しましょう．

翌日，親に児が眠れていたか，いつもと比べてどのような感じか，などを尋ねるのも児の状態を知る手段の1つです．

〈松本　恵〉

第1章 覚えておきたい基本事項
3. 麻酔科医としてのチェックポイント

7 術中鎮静の豆知識

　現代医療において，処置，手術，検査時等の鎮静は必要不可欠です．鎮静は，呼吸抑制をはじめとする重篤な合併症を引き起こすことがあるにもかかわらず，その危機管理が十分に行われてきたとはいえません．

　安全かつ有効な鎮静を施行するためには，鎮静法の種類，**鎮静深度**の概念とその適切な評価法，**鎮静薬の薬理学的特徴・使用法・注意点**，**鎮静に伴う副作用**，特に緊急時の気道確保を中心とした対応の訓練が必要です．ぜひとも麻酔科研修中に，鎮静薬の安全な使用方法と気道系を中心とした危機管理を身につけてほしいと思います．

■ 鎮静の目的は？

　鎮静の目的は，患者の不安感を和らげ，快適さを確保することであり，ただ単純に「眠らせること」ではありません．

　米国麻酔科学会（American Society of Anesthesiologists：ASA）の「非麻酔科医のための鎮静・鎮痛薬投与に関する診療ガイドライン（ASA-SGL）」[1]では鎮静・鎮痛の目的を

① 不安，不快，あるいは痛みを解消することで患者が不快な施療を耐えられるようにすること
② 子供や非協力的な大人において，必ずしも不快ではないが患者が動かないことを要する治療行為を促しうること

と定義しています．

■ 鎮静と全身麻酔は連続している！

　ASA-SGLでは表1のように**鎮静は軽いものから深い鎮静，さらに全身麻酔に至るまでの連続性がある**と定義しています．その連続性のなかで，個々の患者がどのような反応をするかを常に予測することはできません．ゆえに医療者は当初予測していた深度よりも鎮静深度が深くなった場合には，必要な気道・呼吸・循環の変化に適切に対応できる必要があります．

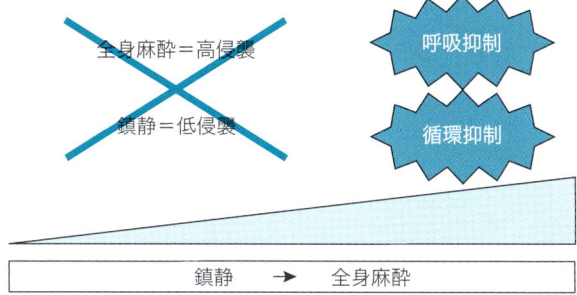

図 ● 鎮静と全身麻酔は連続している！

　全身麻酔中では多くの場合，あらかじめ確実な気道確保（気管挿管や声門上器具）が行われていますが，鎮静時は行われていません．鎮静時の気道トラブルは事象が起こってから対応せざるをえないため，早期発見，早期対応が重要です．必ずしも全身麻酔が高侵襲で，鎮静が低侵襲で安全という訳ではありません（図）．

鎮静の合併症は？

　鎮静の合併症として，稀ながら意識レベル低下による**嘔吐**，**呼吸抑制**，**循環抑制**などがあります．さらに稀ではありますが，心停止，錐体外路障害，アナフィラキシーショックなどの生命の危険に及ぶ合併症が存在します．

　これらの合併症の対策としては，嘔吐に対して絶飲食時間の設定，呼吸抑制に対してパルスオキシメーターの装着や異常徴候の早期発見（舌根沈下の呼吸パターン）なども大切です．

ASA-SGLのポイント

　このASA-SGLは，ASAがその気道管理，呼吸管理の知見から非専門家における安全な鎮静薬投与および急変時の気道・循環管理について提示したものです．ASA-SGLのポイントを表2に示します．皆さんが麻酔科以外の診療科に進んでも，麻酔科で学んだ鎮静・鎮痛薬の知識とこのガイドラインを思い出し，安全で効果的な鎮静法を施行してほしいと思います．

表1 ● ガイドラインが示す鎮静の連続性

	軽い鎮静	中等度鎮静	深い鎮静	全身麻酔
反応性	呼名で正常反応	言葉での刺激に対し意図のある動き	連続刺激や疼痛刺激で意図のある動き	疼痛刺激を受けても覚醒しない
気道	無影響	介入必要なし	介入が必要な可能性	しばしば介入必要
自発呼吸	無影響	十分である	不十分な可能性	しばしば不十分
循環	無影響	通常保持される	通常保持される	破綻する可能性あり

表2 ● 中等度と深い鎮静双方における「ASA-SGL」の15のポイント

項目	具体的内容
1. 術前評価	・病歴(主要臓器,鎮静・鎮痛歴,薬物療法,アレルギー,最終経口摂取) ・焦点を絞った身体検査(心臓,肺,気道を含む) ・術前合併症および患者管理に関連のある検査
2. 患者への説明	・危険,利益,限界,他の選択肢を説明し同意を得る
3. 術前絶飲食	・待機的治療－胃内容排出に十分な時間 ・緊急状況－目標の鎮静度,治療の延期,挿管による気管保護などを考慮し,誤嚥の可能性に注意する
4. モニタリング	・パルスオキシメーターの使用 ・口頭指令に対する反応 ・換気に対し観察,聴診 ・カプノグラフィーを用いた呼気二酸化炭素のモニタリング ・禁忌を示さない限り血圧と心拍数を5分間隔で測定 ・循環器疾患病患者には心電図測定 ・深い鎮静は禁忌を示さない限り口頭指令やより強い刺激に対する反応を行う ・すべての患者に呼気二酸化炭素のモニタリングや心電図を測定する
5. 人材	・治療者以外が患者モニターのために同席 ・患者が一旦安定化すれば比較的重要でない中断可能な仕事をしてもよい ・深い鎮静においては,モニタリングをする者は他の仕事をせず集中する

※麻酔の深度の記載がない場合は,中等度の鎮静または,中等度・深い鎮静双方に共通のポイントを示している.

項目	具体的内容
6. 訓練	・鎮静剤，鎮痛剤，拮抗剤の薬理学に習熟すること ・一次救命処置BLSが可能な人が同席 ・二次救命処置ACLS―5分以内にかけつける ・深い鎮静においては，治療室においてACLSが可能な医療者がいること
7. 緊急装置	・吸引，適切な大きさの気道確保器具，陽圧換気器具 ・静脈確保器具，薬理拮抗剤，蘇生用薬物 ・循環器疾患者には除細動器が即時利用可能 ・深い鎮静においてはすべての患者に除細動器が即時利用可能
8. 酸素投与	・酸素補給装置が利用可能な状態にしておく ・低酸素血症が起こった場合，酸素投与を施行 ・深い鎮静においては禁忌を示さない限りすべての患者に酸素投与を施行
9. 薬剤の選択	・不安を減少させ，眠気を促すための鎮静剤 ・痛みを緩和するための鎮痛剤
10. 用量滴定	・薬物処方は効果を評価するため，十分に間隔を置いて用量を漸増 ・鎮静剤と鎮痛剤を両方用いた場合，適宜に用量を削減 ・経口薬物処方の繰り返し投与は推奨せず
11. 麻酔薬の使用	・投与経路および目指す鎮静度にかかわらず深い鎮静に見合うケアを行う
12. 静脈アクセス	・鎮静剤を静脈内投与―静脈内アクセスを維持 ・鎮静剤を他の経路から投与―症例ごとの対応でいいが，静脈内技能をもつ者が即時応対可能であること
13. 拮抗剤	・オピオイドやベンゾジアゼピンを投与するとき，いつでもナロキソンとフルマゼニルが利用可能
14. 回復時のケア	・患者が心肺抑制の危険がなくなるまで観察する ・退院後の呼吸循環抑制の危険を最小限にするための適切な退院基準を設ける
15. 特殊状況	・重度の基礎疾患―可能であれば適切な専門家と相談 ・循環器や呼吸器の重度の基礎疾患，または手術に対し完全な不動化が必要な場合は麻酔科医と相談

参考文献

1) American Society of Anesthesiologists Task Force on Sedation and Analgesia by Non-Anesthesiologists. : Anesthesiology, 96 : 1004-1017, 2002
2) 駒澤伸泰 ほか：医療の質・安全学会誌，7（2）：162-181, 2012

〈駒澤伸泰〉

第1章 覚えておきたい基本事項
3. 麻酔科医としてのチェックポイント

8 術前内服薬の豆知識
~何を続け，何をやめるべきか

　手術当日には，手術開始時間に合わせて絶飲食の指示を出します．これはなぜでしょうか？ 絶飲食の指示は，麻酔時の胃内容物の逆流による誤嚥を防ぐために行いますが，絶飲食による脱水は麻酔導入時の低血圧を招きますから術前の輸液や，経口補水を行うことなどで対応します．同じように，内服薬も手術前に継続・中止の必要性を考慮して指示を出します．

　しかし，絶飲食の指示のように術前内服薬の指示に絶対の基準はありません．原則と施設ごとの外科医との取り決めに従って指示を出します（表）．

術前内服薬の指示における原則は次の3つ

① 薬剤の中断によって離脱症状をきたす可能性のある薬剤は継続する
② 手術や麻酔の危険性を高める薬剤や短期のQOLに影響のない薬剤は中止する
③ 上記のいずれでもない薬剤は個々のケースで判断する

　すなわち，**ステロイドやβ遮断薬**，**SSRI** といった薬剤は離脱症状をきたすため継続の必要性がある一方，抗血小板薬や抗凝固薬は出血の危険性を増加させ，糖尿病治療薬やインスリンは低血糖を招くため中止します．

スタチンには心血管イベント発生の抑制効果がある

　脂質異常症治療薬であるスタチンは，肝臓でHMG-CoA還元酵素を阻害してコレステロール合成を阻害します．この作用のほかに抗炎症作用や抗血栓作用をはじめとした多様な効果（多面的効果）が報告され，その有用性が広く認識されています．周術期における心血管系イベントの発生を抑制することから，「ACC/AHA 2007非心臓手術のための周術期心血管評価と治療ガイドライン」では，スタチン内服患者は内服

表 ● 術前内服薬の指示表

	中止	継続
降圧薬	ARB，ACEI，利尿薬（心不全では継続）	β遮断薬，Ca拮抗薬
循環器薬	非スタチン系脂質異常症薬	亜硝酸薬，抗不整脈薬，スタチン
消化器薬		H_2遮断薬，PPI
呼吸器薬		ステロイド，β刺激薬，抗コリン薬，ロイコトリエン拮抗薬
内分泌薬	糖尿病治療薬，経口避妊薬	甲状腺治療薬，ステロイド
抗リウマチ薬		免疫抑制薬
向精神薬		抗精神病薬，抗うつ薬，リチウム，ベンゾジアゼピン系薬剤
中枢神経作用薬		抗てんかん薬，Parkinson病治療薬，オピオイド
その他	ハーブ類 抗血小板薬（各施設ごとの基準に従う）	

ARB：アンジオテンシンⅡ受容体拮抗薬
ACEI：アンジオテンシン変換酵素阻害薬
PPI：プロトンポンプ阻害薬

を継続し，術後早期の再開が望ましいと記載されています．したがって，スタチンを内服している患者は術前内服薬の指示でも継続するようにしましょう

抗血小板薬や抗凝固薬には必要に応じた休薬期間を

　抗血小板薬や抗凝固薬の中止は手術における出血予防だけでなく，麻酔科医が行う脊髄くも膜下麻酔や硬膜外麻酔，末梢神経ブロックの施行にとっても大きな問題です．適切な休薬期間が守られていない場合，硬膜外血腫に代表される出血の危険性から麻酔方法が限定されてしまいます．そのため，必要十分な休薬期間（施設ごとに判断が異なる場合が多い）がとれていることを術前に確認する必要があります．しかし，虚

血性心疾患や脳血管障害などの合併症を有するなど，休薬しないことを選択する場合もあるので注意しましょう．

抗血小板薬や抗凝固薬の確認は中止の確認だけで大丈夫!?

　抗血小板薬や抗凝固薬を内服している場合には，術前にヘパリンへ切り替える場合があります．脊髄くも膜下麻酔や硬膜外麻酔を行う場合には，ヘパリンの効果が消失してから行う必要があるため，手術室入室の4時間前には中止の指示が出ていることを確認しましょう．

　また，術後にヘパリンを使用する場合，硬膜外カテーテルの抜去も慎重に行わなくてはなりません．ヘパリンの開始時には少なくともカテーテル抜去後，1時間経過した後に神経学的異常がないことを確認する必要があります．また，抗凝固薬が開始されてしまった場合には，手術前と同様にその効果が十分に消失した後に抜去します．

ARBやACEIは中止しなければならないのでしょうか？

　手術当日もARBやACEIの内服を継続することによって，麻酔時に難治性の低血圧が発生するとの報告[1]から内服は中止するとされています．しかし，昇圧薬の使用で対応が可能であることに加えて，継続した方が術後早期の高血圧の発生頻度が減少するともいわれています[1]．そのため，中止しなければならないとは言い切れません．患者の状態や，各施設における方針を確認して指示を出しましょう．

参考文献
1) Castanheira, L., et al. : J Clin Pharm Ther, 36 (4) : 446-467, 2011

〈杉浦孝広〉

第1章 覚えておきたい基本事項
3. 麻酔科医としてのチェックポイント

9 術前絶飲食の豆知識
～新しいガイドラインとERASプロトコル

　従来，待機的全身麻酔では誤嚥や嘔吐を危惧して術前は長時間の絶飲食とし，輸液による体液管理を行ってきました．しかし，長時間の絶飲食は患者に苦痛を与え，脱水などの合併症を増やすおそれがあります．近年，OS-1®（図1）をはじめとした経口補水の安全性と有用性の普及により術前絶飲食時間の短縮が推奨されています．日本麻酔科学会からも2012年7月に術前絶飲食ガイドラインが公表されました．本項ではガイドラインを中心に術前絶飲食の知識をまとめておきたいと思います．

■ ERASプロトコルってなに？

　ERAS（enhanced recovery after surgery）プロトコルとは欧州静脈経腸栄養学会で提唱されている消化器術後の早期回復を目指した周術期管理プロトコルのことです．基本的な概念としては手術侵襲を少なくし，できるだけ経口摂取を行うことで正常な腸管機能を保ち，代謝機能を維持することです．このため周術期にさまざまなエビデンスのある介入方法を集学的に用いています．術前管理に限っていえば，このプロトコルでは固形食は麻酔導入6時間前まで，飲水は2時間

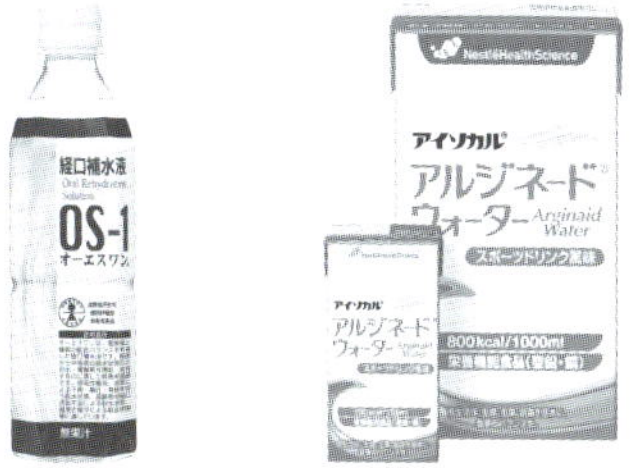

OS-1®　　　アイソカル®・アルジネード®ウォーター

図1 ● 経口補水液と炭水化物含有飲料水
写真提供：左）株式会社 大塚製薬工場．右）ネスレ日本株式会社

前まで可としています．また炭水化物投与を推奨しており，12.5％の炭水化物含有飲料水を手術前夜に800 mL，麻酔導入2時間前に400 mL摂取させることを推奨しています．炭水化物を摂取することにより空腹を和らげ，飢餓状態が引き起こす体の異化反応を抑制し，術後のインスリン抵抗性を改善するというエビデンスがあります．現在日本で手に入る炭水化物含有飲料水としてはネスレ日本株式会社製のアルジネード®ウォーター（図1）があります．

米国麻酔科学会と日本麻酔科学会の術前絶飲食ガイドラインのまとめ

2つのガイドラインをまとめるとおよそ以下の表のようになります．

術前絶飲食指示を出すときの参考にしてください．

誤嚥してしまうと…

酸性度の強い胃酸を誤嚥するとMendelson症候群という重篤な合併症を引き起こします．また固形物など量が多いと無気肺や肺炎を起こします．

全身麻酔には誤嚥，嘔吐のリスクが常につきまといます． ガイドライン通りにいくら絶飲食時間を守っても誤嚥・嘔吐の可能性はあります．例えば，緊急手術，挿管困難が予想される患者，妊婦，イレウス，胃全摘術後，幽門狭窄などあらか

表 ● 日米の術前絶飲食ガイドラインのまとめ

摂取物	絶飲食時間
水，茶，果肉を含まない果物ジュース，ミルクを含まないコーヒー	2時間
母乳	4時間
人工乳・牛乳，軽食（トーストとお茶を飲む程度の食事）	6時間
揚げ物，脂質を多く含む食物，肉	8時間

・脂肪含有飲料，食物繊維含有飲料，アルコールの使用は推奨できない
・浸透圧や熱量が高い飲料，アミノ酸含有飲料は胃排泄時間が遅くなる可能性がある
・おにぎりなどの米穀に関しては6時間前でよいかのエビデンスはない

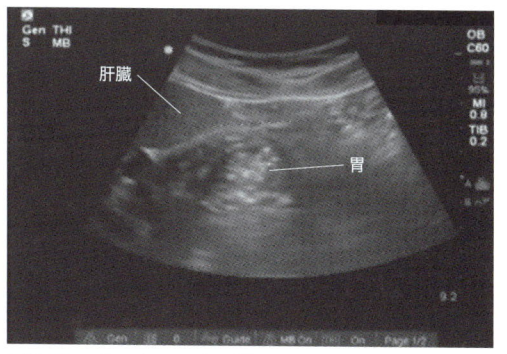

図2 ● フルストマックの胃エコー

じめ誤嚥のリスクがある患者には個別に対応すべきでしょう.

胃エコーでここまで評価できる

各種画像検査で胃内容が多量の場合,待機的手術ならば延期,臨時手術ならば意識下挿管や胃管挿入,輪状軟骨圧迫,迅速導入を考慮すべきでしょう.近年麻酔領域ではエコーで胃の幽門部面積を測定することにより胃内容量を予想することができ,誤嚥リスクの予測に役立っています(図2).コンベックスプローブを上腹部にあてるだけで簡単に描出できるのでやってみる価値はあると思います.

参考文献
1) Lassen, K., et al.: Arch Surg 144 (10): 961-969, 2009
2) 「術前絶飲食ガイドライン」(日本麻酔科学会 編) http://www.anesth.or.jp/news2012/20120712.html
3) American Society of Anesthesiologists committee: Anesthesiology, 114 (3): 495-511, 2011
4) Perlas, A., et al.: Anesthesiology, 111 (1): 82-89, 2009

〈吉村　学〉

第1章 覚えておきたい基本事項

3. 麻酔科医としてのチェックポイント

10 麻薬使用中の癌患者の麻酔
～術中麻薬はどう使う

■ 術前麻薬使用患者の周術期の疼痛管理は簡単ではない

　　術前に麻薬をすでに使用している患者は、周術期の内服不能期間による投与法の変更、投与量の換算などの問題があります．周術期の疼痛管理は、通常の患者に比べ、鎮痛のため大量の麻薬投与を必要とすることも多くなります．そのため、患者ごとに調整する必要がありしばしば難渋します．

①術前鎮痛薬, 鎮痛補助薬の把握

　　術前に投与されている麻薬や鎮痛補助薬の投与量、投与ルート、それらの最近の変化の把握は、周術期の疼痛管理のうえで重要です．投与されている麻薬は、換算計算により経口モルヒネ投与量に変換しておきましょう（表）．

②術前管理

- フェンタニル貼付剤は短時間手術では継続可能です．ただし発熱や、手術中の加温による皮膚温の変化により吸収量が変化する可能性には注意する必要があり、長時間手術などでは静注に変更した方がよいでしょう
- 術前に投与されていた麻薬は、術日の朝も継続して投与します
- 術前投与されていたNSAIDs、抗うつ薬、抗けいれん薬も術日の朝も継続して投与します

③術中管理

- **交差耐性に注意**：術前投与されている麻薬を換算表（表）にしたがってモルヒネやフェンタニルで投与する場合は、交差耐性（cross tolerance）により、効果が増大する可能性があるため、半分程度の量で開始します
- **神経ブロックの併用**：硬膜外麻酔や脊椎麻酔により、手術部位からの疼痛刺激を遮断することができ有用です．癌性疼痛の部位と遮断範囲が異なる場合は、神経ブロックを併用しても、術前からの麻薬を減量できるわけではありませ

表 ● オピオイド換算表（目安）

商品名	一般名	投与量					
経口，坐剤，経皮							
塩酸モルヒネ経口 (mg/日)	モルヒネ塩酸塩水和物	30	60	90	120	180	240
アンペック® 坐剤 (mg/日)	モルヒネ塩酸塩水和物	20	40	60	80	120	160
オキシコンチン® (mg/日)	オキシコドン塩酸塩水和物	20	40	60	80	120	160
デュロテップ®MTパッチ (mg/3日)	フェンタニル	2.1	4.2	6.3	8.4	12.6	16.8
フェントス®テープ (mg/日)	フェンタニルクエン酸塩	1	2	3	4	5	6
リン酸コデイン (mg/日)	コデインリン酸塩水和物	300					
トラマール®トラムセット® (mg/日)	トラマドール塩酸塩，トラマドール塩酸塩/アセトアミノフェン配合	150	300				
レスキュー							
塩酸モルヒネ経口 (mg/日)	モルヒネ塩酸塩水和物	5	10	15	20	30	40
オキノーム®散 (mg/日)	オキシコドン塩酸塩水和物	2.5	5	10	15	20	30
静注，皮下							
塩酸モルヒネ注射薬 (持続mg/日)	モルヒネ塩酸塩水和物	15	30	45	60	90	120
フェンタニル注射薬 (持続mg/日)	フェンタニルクエン酸塩	0.3	0.6	0.9	1.2	1.8	2.4
オキファスト®注射薬 (持続mg/日)	オキシコドン塩酸塩水和物	15	30	45	60	90	120

旭川医科大学緩和ケアチーム

ん．一方，神経ブロックにより癌性疼痛の部位からの疼痛刺激が遮断される場合は，通常量の麻薬投与により思わぬ呼吸抑制が生じることがあるので注意しましょう
- **呼吸抑制の程度で麻薬量を調整**：全身麻酔の患者であっても手術後半から自発呼吸を出現させ，自発呼吸が8〜10回/分程度に，麻薬投与量を調整します．この方法は比較的簡便で利用しやすいでしょう
- **麻酔深度モニタリングを行う**：術前麻薬投与患者は，術中覚醒のリスクが高いと報告されているため，BISモニターなど，麻酔深度モニタリングを積極的に行いましょう

④術後管理
- **術後24時間のモルヒネ必要量**：術前麻薬投与患者では3倍必要であったと報告されています[1]
- **患者自己調節鎮痛法（patient-controlled analgesia：PCA）の使用**：PCAは患者満足度も高く積極的に使用しましょう．モルヒネを使用したPCAでは通常，ボーラス投与だけの設定であることが多いが，術前麻薬使用患者では，術前投与量に応じて，持続投与を行うことは鎮痛の質を高めるでしょう

参考文献
1) Farrell, C. & McConaghy, P. : BMJ, 345 : e4148, 2012
2) Richebé, P. & Beaulieu, P. : Can J Anaesth, 56 (12) : 969-981, 2009
3) 川股知之：第IX章 中枢・末梢神経系 長期にopioidを内服している．「麻酔科トラブルシューティングAtoZ」（高崎眞弓ほか 編），文光堂，2010

〈長島道生〉

第1章 覚えておきたい基本事項
3. 麻酔科医としてのチェックポイント

11 筋弛緩モニターの豆知識

　特異的筋弛緩回復薬であるスガマデクスの登場により術中の筋弛緩管理が楽になったと感じている人は多いのではないでしょうか．果たして本当にそうでしょうか？ スガマデクスの添付文書では，その投与量は筋弛緩モニターによる反応によって規定されています．つまり，筋弛緩モニターを正しく用いて初めてスガマデクスを正しく使用することができるのです．あなたは正しく筋弛緩モニターを扱えていますか？

最大上刺激（supramaximal stimulation）とは

　train-of-four（TOF）刺激は最大上刺激で行うのが基本です．最大上刺激とは，刺激電流を上げても，筋肉の運動が大きくならなくなった時点での刺激のことです．刺激電流がそれ以下であると，筋収縮の振幅を過小評価してしまったり，逆にそれ以上であると筋肉への直接刺激による筋収縮を起こしてしまったりします．つまり，筋弛緩薬がしっかり効いていたとしても，TOF反応が出たように見えてしまうことがあるということです．TOFウォッチ®（MSD）を用いる場合，刺激電流強度の初期設定は50 mAとなっていますので，患者や刺激する神経・筋肉によってその強度を適宜調節する必要があります．ただし，筋弛緩薬を使用した後だとその調節ができませんので，筋弛緩モニターは入眠後，筋弛緩薬を投与する前に装着・刺激しましょう．しかし，TOF反応が4つとも観察される場合のTOF比は刺激電流の強さが最大上刺激でなくても評価に問題がないと言われています[1]．

母指内転筋と同じ!? 皺眉筋でのモニタリング

　麻酔中，手術体位にもよりますが患者の頭は麻酔科医の目の前にあることが多いと思います．そこで側頭部に電極を装着し，皺眉筋をモニターすることが手軽と感じるかもしれません．しかし，母指内転筋と皺眉筋を同じようにモニターし，

その反応を同じように解釈してはいけません．

顔面神経は前耳介で側頭枝と頬筋枝に分かれます．側頭枝を刺激すると眼輪筋や皺眉筋，頬筋枝を刺激すると下顎が動きます．そのため，皺眉筋をモニターするためには側頭枝を刺激するように電極を貼ります．そして刺激強度は30〜35 mAとします．それ以上の強度にすると「最大上刺激とは」で述べたように，筋肉への直接刺激が起こる可能性があるためです[2]．さらに，皺眉筋は母指内転筋に比べ早く回復します（図参照）．ですから，母指内転筋と同じ感覚で筋弛緩薬を追加してしまうと，とても深い筋弛緩状態を維持することになります．

以上述べた通り，皺眉筋と母指内転筋のモニタリングは全く同じではありません．その違いをきちんと理解したうえでモニタリングしましょう．

■ TOFの反応が4回出現すれば回復は十分？

スガマデクスを投与し，TOF反応を4回確認しました．こ

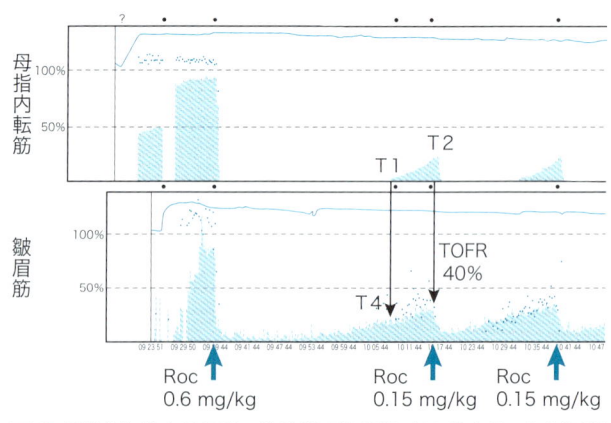

図 ● 母指内転筋と皺眉筋の筋弛緩回復過程（30代女性，旭川医科大学）

母指内転筋がTOF反応1回出現時（T1）に皺眉筋はTOF反応が4回（T4），母指内転筋がTOF反応2回出現時（T2）に皺眉筋はTOF比（TOFR）40％であった．Roc：ロクロニウム．

れで筋弛緩状態が十分に回復したと言い切れるでしょうか？答えはNOです．当然4回未満であれば問題外ですが，TOFの回数以外に，単収縮高（twitch height）の回復を見ることが重要です．スガマデクスを使用した場合，単収縮高がTOF比より遅れて回復することがあるからです[3]．ですから，必ず筋弛緩モニターは患者入眠後に装着し，例えば母指内転筋モニタリングの場合は筋弛緩薬を入れる前の母指の動く振幅を確認しておくことが重要です．スガマデクス投与後，TOF反応を4回確認することができ，かつ，筋弛緩投与前と同じ振幅で母指が動いていたならば十分に筋弛緩状態が回復したと言ってよいでしょう．

　以上のように正しく筋弛緩モニターをすることによって初めてスガマデクスを安全に使えるようになるのです．スガマデクスを正しく用いなければ，筋弛緩リバウンドなどにより，逆に患者の生命を脅かすことにもなりかねないということを忘れてはいけません．

番外編：筋弛緩モニターによる確認ができない場合のスガマデクス投与

　スガマデクスの添付文書には，使用上の注意点として「十分な自発呼吸の発現を確認した後はスガマデクスを2 mg/kg投与，十分な自発呼吸を確認する前のロクロニウムによる筋弛緩に対してはスガマデクスを4 mg/kg投与し，患者の状態を十分に確認すること」とあります．横隔膜運動を認めない場合，1 Post tetanic count（PTC）よりも深い筋弛緩状態である可能性があるため，4 mg/kgでは不十分な場合があり，筋弛緩のリバウンドに注意する必要があります．スガマデクスを安全に使用するために，可能な限り筋弛緩モニターを使用することが推奨されます．

参考文献
1) Brull, S. J., et al. : Anesthesiology, 72（4）: 629-632, 1990
2) Suzuki, T., et al. : Acta anaesthesiol Scand, 53（10）: 1336-1340, 2009
3) Staals, L. M., et al. : Acta anaesthesiol Scand, 55（6）: 700-707, 2011

〈岩崎　肇〉

第1章 覚えておきたい基本事項
3. 麻酔科医としてのチェックポイント

12 麻酔業務における超音波の利用

内科医は聴診器，外科医はメス，麻酔科医には超音波（以下，エコー）と言っていいくらい，現代の麻酔においてエコーを利用する機会は多くなりました．エコーによる血管・神経の同定や，経食道心エコーによる術中評価だけではなく，近年では肺や気道系のエコー評価も可能となっています．本項では，麻酔科領域では必須となる中心静脈（central venous：CV）穿刺，近年増加している末梢神経ブロック，経食道心エコー（transesophageal echocardiography：TEE），新しい技術である肺エコーについて概観します．

CV穿刺：静脈はどれだ？ 気胸はないか？

今やCV穿刺にエコーは必須の道具です．日本麻酔科学会のガイドライン「安全な中心静脈カテーテル挿入・管理のための手引き2009」[1]では，穿刺が容易で合併症を減らすという観点から，エコーの使用が推奨されています．具体的な使用法は，穿刺前にエコーで動静脈を同定し（プレスキャン：図1a），エコーガイド下穿刺＆ガイドワイヤー留置（図1b），施行後に気胸の有無を確認します（ポストスキャン：④参照）．

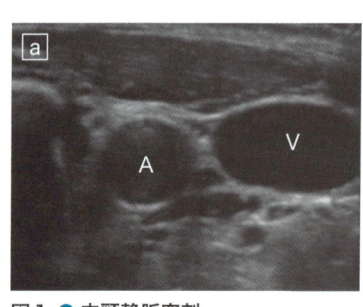

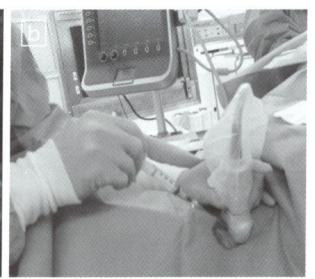

図1 ● 内頸静脈穿刺
a) 動脈は正円で圧迫しても正円のままだが，静脈は楕円形で圧迫で容易につぶれる．カラードプラを用いると動脈は拍動するので区別できる．A：動脈，V：静脈．
b) エコーガイド下穿刺の様子．

動脈と静脈とを区別するコツは，プローブの圧迫とカラードプラの利用です．

末梢神経ブロック：神経はどれだ？

末梢神経ブロックは，神経の周囲に局所麻酔薬を散布して術中・術後の鎮痛に役立てるものです．大事なのは，目的の神経を同定することで，そこでエコーの登場です．目標とする神経の同定，指標となる筋肉や筋膜の同定，周辺動静脈の同定を行い，誤注入・血管穿刺などの合併症を防ぎます（図2）．

経食道心エコー（TEE）

心臓血管麻酔における心機能の各種評価のみならず，一般手術における循環管理や循環変動の原因検索などにも利用されています．手術中にリアルタイムに循環動態を評価できることは大きなメリットで，迅速な診断・対応に役立ちます．詳細は成書に譲りますが，概要としては，心筋の動きや弁機能の各種評価，大血管解離の同定，カテーテルの位置確認などをモニターします．

肺エコー：気胸の有無を評価する

エコーによる気道系の評価は比較的新しい技術です．空気はエコー画面ではアーチファクトとして表現されますが，そ

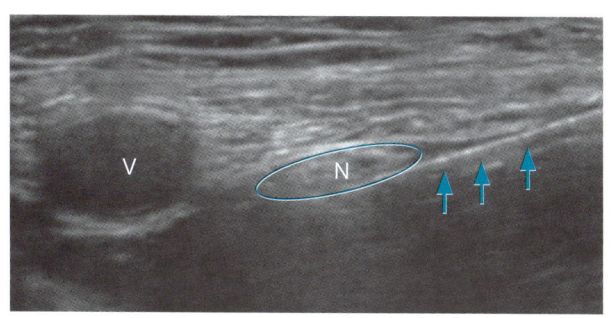

図2● 大腿神経ブロック

円内が大腿神経（N），神経周辺の黒い部分が局所麻酔薬，静脈（V），ブロック針（↑）．

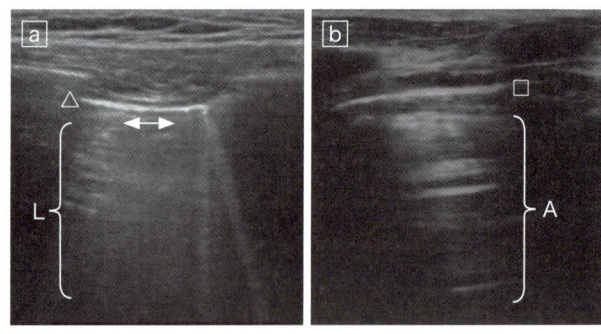

図3 ● 肺エコーによる気胸の検出

胸膜の動きと胸膜下のアーチファクトで気胸の有無を判定する.
a) 正常肺：**胸膜**（△）**が左右に動いている**（↔）**のを確認する**. 動きが確認できたら気胸は否定できる. 肺実質部分はチラチラした感じに見える（L）.
b) 気胸肺：**胸膜**（□）**の左右の動きは確認できない**. 肺実質に対応する部分はアーチファクト（多重反射）で, 動きやチラチラした感じはみられない（A）.
△□：胸膜, L：肺実質, A：アーチファクト.

のアーチファクトを逆利用して病態を評価する手法です. この典型例が気胸の診断です（図3）. 術中評価のみならず, 救急でも活用できる便利な手法として広く活用できます[2].

参考文献
1) 安全な中心静脈カテーテル挿入・管理のための手引き2009, 日本麻酔科学会 HP：http://www.anesth.or.jp/guide/pdf/kateteru_20090323150433.pdf
2) 田中博志：気胸の有無は肺エコーで診断！ 刺す前, 刺した後には必ず見よう！レジデントノート, 14：1296-1301, 2012

〈田中博志〉

第1章　覚えておきたい基本事項
3. 麻酔科医としてのチェックポイント

13 吸入麻酔薬
~麻酔科だけが使う薬

　吸入麻酔薬は，麻酔科医のみが使う薬であり，その歴史や特徴は一般にはよく知られていません．

■ 吸入麻酔薬の歴史

　一般には麻酔は，1846年，ボストンにて歯科医Mortonが首から腫瘍を切除する手術において，吸入麻酔薬エーテルによる麻酔を公開実験として行ったのが始まりとされています．近代の麻酔の夜明けは，吸入麻酔薬からでした〔その40年以上も前，1804年10月13日，外科医　華岡青洲が，薬草から調合した通仙散（麻沸散）を用いて，全身麻酔の手術を成功させています〕．

　初期には，一般にもよく知られているクロロホルム，亜酸化窒素（笑気）が使用され，ビクトリア女王もクロロホルムを用いて無痛分娩を行いました．その後，20世紀になり，フッ化麻酔薬であるハロタン，セボフルラン，イソフルランが開発されました．日本で最も頻用されているセボフルランは，米国で合成されましたが日本で臨床応用され，その後，逆輸入されて海外でも臨床で使用されています．最近では，覚醒が速いのが特徴とされるデスフルランが臨床現場で使用されはじめています．麻酔科研修中は，吸入麻酔薬に触れる唯一の機会なので，その特長をよく学んでおきましょう．

■ 吸入麻酔薬はどうして効くの？

　吸入麻酔薬は，口・鼻から気管を通って肺胞に達し，ここから血流に乗って，脳に到達し麻酔作用を発現します．吸入麻酔薬による麻酔導入に重要なのは，肺胞から血液への取り込みのプロセスです．肺胞での取り込みにおける，重要な因子の1つとして，血液/ガス分配係数があります．血液/ガス分配係数とは，血液に溶けるガスの量つまり溶解度を表します．分配係数が小さいもの（血液に溶けにくいもの）は，少

し血液に溶ければ血中の分圧が上昇し，それに伴い肺胞内分圧も上昇します．もし血中の分圧が低ければ，肺胞からガスが血液にどんどん移行し，肺胞内分圧は上昇しません．肺胞内分圧が上昇するということは，血中の分圧が上昇していることを意味し，脳へ移行するガス分圧が上昇していることを意味しています．溶けにくいものは，肺胞内分圧の上昇が速く麻酔の導入は速くなり，逆によく溶けるものは，肺胞内分圧の上昇が遅く麻酔の導入は遅くなります．溶けにくいものは，脳へ到達する麻酔薬の絶対量が少なく，麻酔の効きが悪くなるのではと思うかもしれません．吸入麻酔薬のよく溶ける，溶けないは比較の問題であり，溶けにくいとされる笑気でも窒素の30倍の溶解度です．溶けにくい吸入麻酔薬といっても，麻酔作用には十分な数の分子が脳へ運ばれているのです．

　麻酔科医は，吸入麻酔薬濃度はもちろん，換気を調節することで肺胞麻酔薬分圧を調節し，麻酔作用を調整することができます．この話は，少し難しいかもしれませんが，吸入麻酔薬を理解するうえでぜひ知ってもらいたいことです．

吸入麻酔薬の利点

　吸入麻酔薬は，肺から血中に直接吸収排出されるため血中濃度が臓器代謝に影響されにくく，吸入時の濃度調節と呼気中濃度をモニタリングできるので，静脈麻酔薬と比較して麻酔薬濃度を調節しやすいです．そのため，麻酔導入・覚醒が確実にコントロールできます．吸入麻酔薬を使用した通常の全身麻酔では，導入を静脈麻酔薬で，維持を吸入麻酔薬で行っていますが，気道刺激性が少ないセボフルランは，導入に使用でき，気道確保が難しい患者では，自発呼吸を残した導入に有利です．

　また静脈ラインがなくても鎮静ができるため，最初に点滴ラインがとれない小児麻酔の導入や障害者歯科治療では，通常，吸入麻酔で行われています．

治療薬にもなる吸入麻酔薬

　吸入麻酔薬は，臨床の現場において，全身麻酔以外にも治

療薬として使用される場合があります．例えば喘息患者に，術中，喘息発作が起こった場合，一番早い対処方法は，吸入麻酔薬の濃度を上げることでしょう．吸入麻酔薬には，気管支拡張作用があり，挿管が必要な重症の喘息患者に有用であるとの報告もあります[1]．もし治療抵抗性の重症喘息患者に出会ったら，吸入麻酔薬も治療薬の選択肢になることを覚えておきましょう．ほかにもけいれん重積発作にも有用とされており，吸入麻酔薬は，ただ単に眠らせる薬ではなく，治療薬として臨床現場で有用な場合があります．

参考文献

1) Invasive mechanical ventilation in adults with acute exacerbations of asthma. UpToDate：http://www.uptodate.com/home ⇒人工呼吸管理が必要な重症喘息患者の補助療法について述べられています．併せて，喘息の治療について，復習しておきましょう
2) 麻酔薬および麻酔関連薬使用ガイドライン第3版：http://www.anesth.or.jp/ ⇒日本麻酔科学会のホームページから閲覧できます．吸入麻酔薬の項を参照すれば，その特性について述べられています

〈西　啓亨〉

第1章 覚えておきたい基本事項

4 術後回診のポイント

■ 術中にメモ，術後回診の前に麻酔の反省を

　術後回診の前に，患者が手術室から退室して，麻薬伝票や麻酔台帳記入が終わったら，まずは今回の麻酔の反省をしましょう．術中の細かいイベントや，予想外のバイタルの反応など細かく振り返りましょう．今回の麻酔が，本当にその患者に最適であったか反省することは，今後の**麻酔の質を高めます**．また教科書などの成書に書いていない細かいこともありますので，そのメモをとっておけば，次回同様な麻酔症例にあたった場合に教科書以上に良い指南書となります．術後に，術中のイベントを思い出して記録するのは，麻酔で疲れ果てた頭には少し酷ですので，できる限り術中にメモしておきましょう．原因や病態が理解できない場合は，身近な上級医に相談するのがよいでしょう．それでもわからないことは，症例報告などの論文から探してみるといいでしょう．すべてのイベントが解決できるわけではありませんが，**常に問題解決の思考をする**ことが大切です．

■ 当日も時間があるときに患者を診に行きましょう

　その日の担当症例や翌日の術前診察など日々の仕事は多いですが，時間を見つけては，その日の麻酔の症例の患者の部屋をのぞきに行きましょう．麻酔回復室がある手術室ならば，抜管後の覚醒状態をある程度確認してから帰室することができますが，麻酔回復室などがない手術室で件数が多いところでは，入れ替えが早く，覚醒が少しはっきりしていないところで帰室することもあるかと思います．そのような場合，術後の吐き気や，シバリング・悪寒などが病棟に帰ってから現れる場合もあります．また，疼痛も手術室にいる間は自制内であったとしても，病棟に帰ってから強くなることもあります．そのような反省をするためにも，ぜひ実際に病棟にのぞきに行ってみてください．電子カルテでもある程度のことは

82 ● 麻酔の前に知っておきたい 手術手順と麻酔のコツ

わかりますが，やはり実際に患者を診ることに，情報の多さはかないません．

実際に患者の手足を触り四肢の冷感を感じたり，呼吸の深さ・パターンを診たりすることで，データを見るよりもっと多くの情報がとれます．また，術後の出血具合などドレーンからの情報もチェックが必要です．ドレーンは必ず色の明るさや量，貯まるスピードを確認しましょう．

もちろん，術後早期の患者は，全身がぐったりしていて，寝ている方が楽なことが多いですので，無理矢理起こすことがないように，気遣いも必要です．

翌日の回診：「手術当日に眠れた」を目標に

翌日の術後回診では，嘔気・嘔吐，嗄声，悪寒・シバリング，四肢のしびれ，神経障害など身体所見をひと通りチェックします．また，血液検査，画像検査，インアウトバランス，発熱，バイタルなど身体所見をもしっかり確認しましょう．

ほかには，昨晩眠れたか確認しましょう．私は研修医の先生に手術当日患者が眠れるような術後鎮痛を考えましょうと言っています．術後鎮痛は，神経ブロック，硬膜外麻酔，IV-PCA（経静脈的自己調節鎮痛法），NSAIDsなどいろいろ方法はありますが，それぞれ副作用・合併症もあり，手術や患者の状況によりけりだと思います．患者により痛みの感じ方もさまざまです．手術の内容により術後鎮痛方法が病院によって決まっているところもあるとは思いますが，患者の状況をみて毎回考えるようにしましょう．そして，病棟での管理なども考慮したうえで，一番安全で，苦痛の少ない術後鎮痛を模索してください．そのときの目標が，疼痛は自制内もしくは投薬により，夜眠れるぐらいと考えましょう．嘔気，シバリングも睡眠の妨げとなります．それらも術中からしっかり管理しましょう．本人から直接，眠れたか確認して，眠れなかったとき，何が原因だったか，どうすればよかったか反省し，今後の麻酔に役立ててください．

翌日だけでは終わらせない

術後回診は翌日だけで終わらせないようにしましょう．翌

日に症状が残っているものは，その後の経過を追う必要があります．嗄声，嘔気などが良くなっているかを追っていきましょう．また，患者は，それらの症状がどれくらい続くのか，とても気にしています．終わりがみえない苦痛は，非常に辛いものです．嗄声ならば2日程度，嘔気ならば1日程度で症状が改善することを伝え，患者を安心させることも医師としての務めです．また症状がいつもと違う場合は，上級医に相談して判断してもらいましょう．

翌日には症状がなかったのに，2，3日して新たに症状が現れることもあります．硬膜穿刺後頭痛は，翌々日から症状が出現したり，ベッド上安静から離床にあたり症状が出たりします．また，硬膜外チュービングを抜去した後に，頭痛が出現することもあります．

足のしびれ・疼痛などの神経障害は，硬膜外麻酔が効いている間は症状がマスクされ，硬膜外チュービングを抜去した後に症状が現れることがあります．

静脈ラインや動脈ラインも抜去後，神経障害が現れることがあります．麻酔後に確保するルートも多いため，穿刺時の神経損傷はわかりません．

侵襲が大きく術中の輸液が多くなった症例では，術後の水分バランスを確認しましょう．まずは尿量をチェックします．利尿期は術後何日目になったか，乏尿で利尿薬を投与されていないか，などを確認します．

次は，輸液量を確認しますが，一緒に血圧もチェックします．血圧が低くて輸液量が増えていないか，カテコラミンを併用していないか，などを確認します．

最後に呼吸状態の確認です．サードスペースから水分が血管内にもどってきて，胸部X線で肺が白くなっていないか，SpO_2（経皮的酸素飽和度）が低下していないか，などを確認しましょう．

術後回診記録を書こう

次回の手術・麻酔のために，術後回診記録をわかりやすく書いて残しましょう．もし患者が次に手術を受けるとき，同じ麻酔科医が受け持つ可能性は低いです．もちろん同じ麻酔

科医が麻酔を担当するのがベストですが，なかなか上手くはいかないものです．そのため，今回の麻酔を担当するにあたっての，術前のサマリー，術中の麻酔の問題点，術後の経過などを記録することは非常に重要となってきます．書き方は，施設ごとにさまざまだとは思いますが，自分が麻酔を担当する際に，こんな情報があったらとっても助かると思うものをわかりやすく書きましょう．術後の情報に関しては，特に術後の嘔気や頭痛など，薬や麻酔法の選択によって最小限に留められるものをしっかり記載しておきましょう．

　術後回診記録は施設所定のものを利用するか，なければ後日参照する機会の多い麻酔チャートなどに記します．

〈黒澤　温〉

Column

コラム❷ 目盛×30(L):移動前には酸素ボンベ残量を必ず確認!

　患者搬送時に移動用酸素の残量がなくなる事例が多数報告されています.移動前にはボンベ残量を必ず確認し,搬送に耐えられるかどうか判断してから出発する習慣をつけよう.

　移動用ボンベは3.5L(≒3L)が一般的に使われる.ボンベの圧ゲージはMPa(メガパスカル)の単位で表示される.1MPaはおよそ10気圧と考え,残量を以下のように概算しよう

　3Lボンベ×目盛MPa×10=**目盛×30(L)**

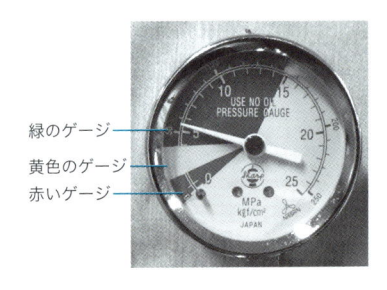

- 緑のゲージ
- 黄色のゲージ
- 赤いゲージ

　もし残量が上のようであれば,5.5 MPa×30=165 Lとなり,毎分10 Lで投与すると16分でなくなる,ということになる.必要な酸素流量や移動時間にもよるが,**ゲージが黄色や赤であれば交換するべき**と心得よう.

〈鈴木昭広〉

第2章

各手術の流れ

1. 消化器外科 ……………………… 88
2. 胸部外科 ………………………… 114
3. 婦人科 …………………………… 128
4. 産科 ……………………………… 146
5. 血管外科 ………………………… 154
6. 整形外科 ………………………… 156
7. 泌尿器科 ………………………… 174
8. 脳神経外科 ……………………… 194
9. 眼科 ……………………………… 210
10. 耳鼻科 …………………………… 222
11. 口腔外科 ………………………… 242
12. 精神科 …………………………… 245
13. 内科 ……………………………… 248

第2章　各手術の流れ

1. 消化器外科

1 幽門側胃切除
- distal gastrectomy

Point
- 腹部外科手術の基本
- 幽門狭窄症状がある場合はフルストマック扱いで導入する

手術体位	仰臥位
予想手術時間	3時間
予想出血量	200～500 mL
筋弛緩	必要
一般的な術創	正中切開

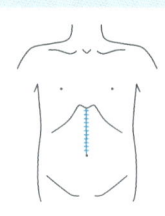

適応疾患　胃癌，胃悪性リンパ腫，胃粘膜下腫瘍〔平滑筋腫，消化管間質腫瘍（gastrointestinal stromal tumor：GIST）など〕

術中合併症　誤嚥，出血，腸間膜牽引症候群

一般的な麻酔法
・全身麻酔＋硬膜外麻酔
・V2A1

手術の手順

① 皮膚の消毒，覆布がけ（導入前に胃管があれば，胃内容の吸引も）
② 上腹部正中切開
③ 腹腔内の精査（部位・深達度・転移などの確認，腹水細胞診など）〈腸管膜牽引症候群に注意〉
④ 十二指腸の授動（右胃大網動静脈・右胃動脈の結紮，周囲リンパ節郭清）
⑤ 十二指腸の切断
⑥ 腹腔動脈・小彎・大彎側の郭清（左胃動脈・左胃大網動脈結紮，周囲リンパ節郭清）〈出血に注意〉
⑦ 胃を機械縫合器で切断，切離端の縫合
⑧ 再建（Billroth Ⅰ・Ⅱ法，Roux-en-Y法など）
⑨ 止血，腹腔内洗浄，ドレーン留置
⑩ 閉腹

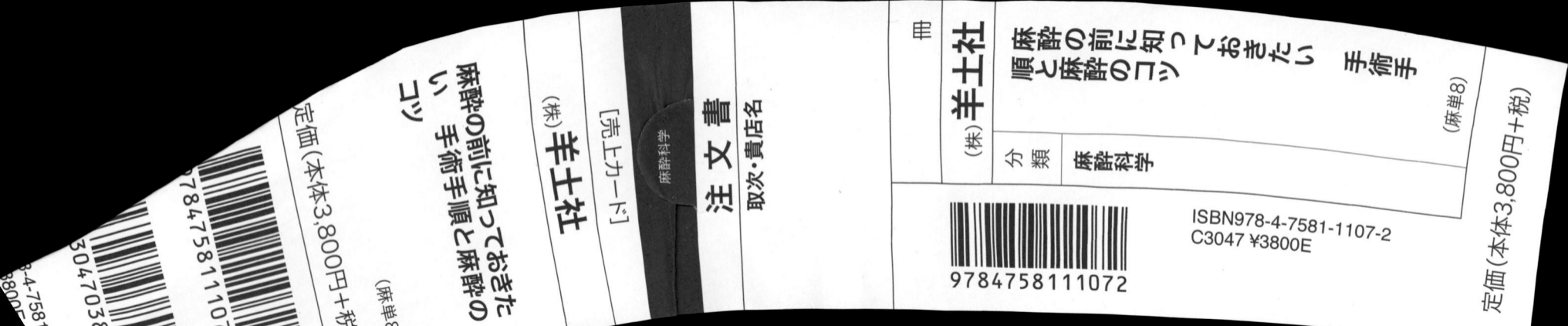

手術手順と麻酔のコツ 麻酔の前に知っておきたい

(麻単8)

(株)羊土社

| 分類 | 麻酔科学 |

ISBN978-4-7581-1107-2
C3047 ¥3800E

9784758111072

定価(本体3,800円+税)

注文書

取次・貴店名

[売上カード]

麻酔科学

(株)羊土社

定価(本体3,800円+税)

麻酔の前に知っておきたい 手術手順と麻酔のコツ

(麻単8)

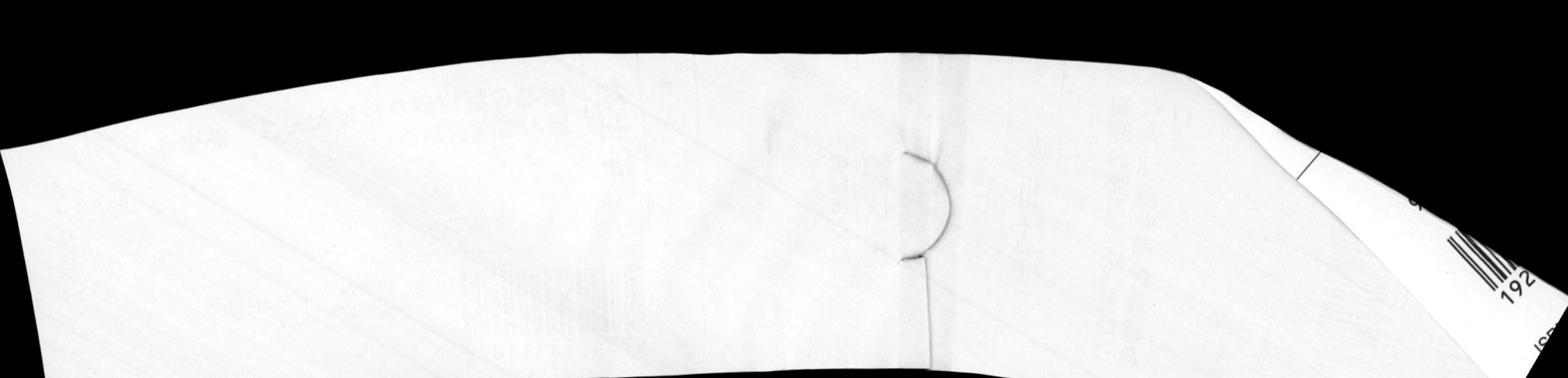

ではの麻酔の注意点

換気で胃に空気を入れない.

胃切断後の再建法（図1）

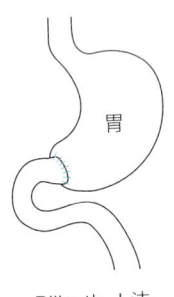

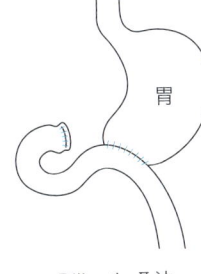

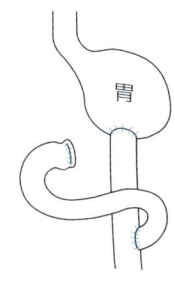

- Billroth I 法：残胃と十二指腸断端を端−端吻合
- Billroth II 法：残胃と空腸を端−側吻合．十二指腸断端は閉鎖
- Roux-en-Y 法：トライツ靱帯から 30 cm で空腸を切断．肛門側断端と残胃を吻合，口側断端は空腸と吻合．十二指腸断端は閉鎖

図1 ● 胃切断後の再建法

Mission フルストマックを診断し，誤嚥を防止しよう！

胃の内容量や性状をエコーで評価する方法が最近紹介されている[1]．通過障害による胃内容量の滞留を麻酔導入前に評価してみよう．しくみは，胃前庭部の断面積を測定することで胃内容量を推定する（図2）．エコー輝度から性状も推定できる．断面積 4 cm^2 以上は注意が必要．特に，断面積 10 cm^2 以上で活発な蠕動運動を認める場合は要注意だ．その際は，意識下導入や麻酔導入の延期も検討したい．

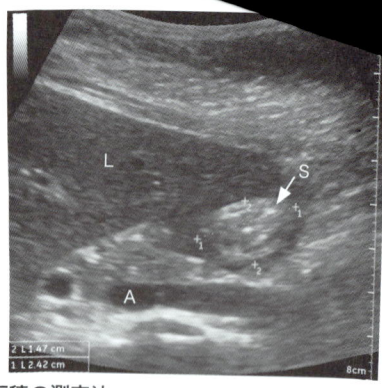

図2 ● 胃前庭部断面積の測定法

右側臥位にして，季肋部に縦にコンベックスプローブを当てる．肝臓の内側にやや厚い筋層（黒）で囲まれた楕円形の胃前庭部が見える．断面積（S）は，次の式："S＝π／4×長軸×短軸"で求められる．図の例では，"S＝π／4×24.2（mm）×14.7（mm）＝279（mm²）"となる．L：肝臓，A：大動脈，S：胃（前庭部）

参考文献
1) Bouvet, L., et al. : Anesthesiology, 114（5）: 1086-1092, 2011

〈田中博志〉

第2章　各手術の流れ

1. 消化器外科

2 肝切除術
・hepatectomy

Point
- 手術進行の把握とボリューム管理（輸液・輸血量と出血量の管理）
- Pringle法と制限換気の理解
- 肝障害度の把握

手術体位	仰臥位
予想手術時間	4～6時間，時に8時間以上
予想出血量	200～1,000 mL，時に2,000 mL以上
筋弛緩	必要
一般的な術創	正中切開＋肋骨弓下切開

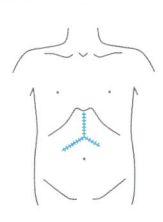

適応疾患　原発性肝癌，転移性肝癌，肝腫瘍，肝嚢胞，肝膿瘍，肝包虫症など

術中合併症　大量出血，腸間膜牽引症候群，気胸など

一般的な麻酔法
- 全身麻酔＋硬膜外麻酔（凝固能によってはフェンタニル持続静注による鎮痛）
- V2A1CV

手術の手順

① 皮膚の消毒，覆布がけ
② 開腹：正中切開＋肋骨弓下切開
③ 肝臓の遊離・授動
④ 術中肝エコー：病変の大きさ，部位，浸潤度を確認
⑤ 胆嚢摘除
⑥ 肝門部脈管処理，テーピング（肝動脈，胆管，門脈の露出）〈出血に注意〉
⑦ 肝実質切除（電気メスマーキング，Pringle法による実質切除）〈制限換気〉
⑧ 断端処理，胆管リークテスト
⑨ 止血，腹腔内洗浄，ドレーン留置
⑩ 閉腹

この手術ならではの麻酔の注意点

- **制限換気**：中心静脈圧（CVP）を下げることでPringle手技時の出血量を減少させるために，換気圧を下げて（呼吸回数を増やして）対応する方法．分時換気量（100 mL/kg/分）や呼気CO_2濃度を目安に調節する
- **胃管挿入に注意**：肝機能障害がある場合には胃食道静脈瘤があることも稀ではない．柔らかい胃管の使用や，挿入しないことも検討する

豆知識

Memo Pringle法

肝動脈と門脈の血流を一時的に遮断して肝切除時の出血量を減少させる方法．通常，15分遮断・5分灌流のセットを繰り返す．Pringle手技中は制限換気を行う．

Memo Couinaud分類

肝は下図のようにCouinaud分類によって8区域に分けて考えるのが一般的である．

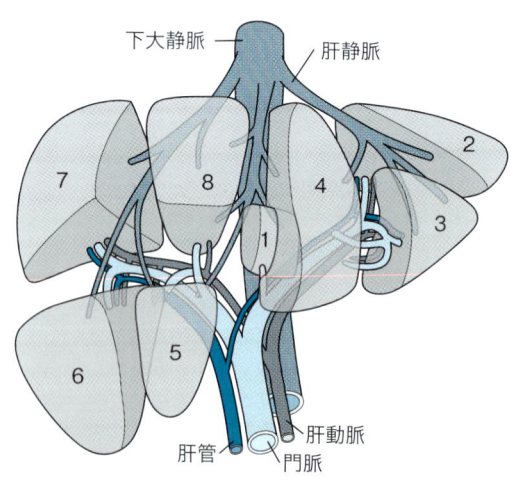

- 流入脈管：門脈，肝動脈
- 流出脈管：肝管，肝静脈（〜下大静脈）

Memo 肝障害度分類（Liver damage）

肝障害度は下表に従いA～Cの3段階に分類する．

項目 \ 肝障害度	A	B	C
腹水	ない	治療効果あり	治療効果少ない
血清ビリルビン値（mg/dL）	2.0未満	2.0～3.0	3.0超
血清アルブミン値（g/dL）	3.5超	3.0～3.5	3.0未満
ICG R15（%）	15未満	15～40	40超
プロトロンビン活性値（%）	80超	50～80	50未満

注：2項目以上の項目に該当した肝障害度が2カ所に生じる場合には高い方の肝障害度をとる．例えば，肝障害度Bが3項目，肝障害度Cが2項目の場合には肝障害度Cとする．文献1より引用

1）「臨床・病理 原発性肝癌取扱い規約 第5版補訂版」（日本肝癌研究会 編），金原出版，2009

〈田中博志〉

第2章 各手術の流れ

1. 消化器外科

3 腹腔鏡下胆嚢摘出術 (ラパコレ)
・laparoscopic cholecyctectomy

Point
- 気腹手術の基本
- 最近ではポート孔1つで行うラパコレもある

手術体位	仰臥位と頭高位＋左チルト
予想手術時間	30分〜数時間（炎症による癒着の程度で幅がある）
予想出血量	通常は少量
筋弛緩	必要：気腹操作中のバッキングは危険
一般的な術創	右図参照

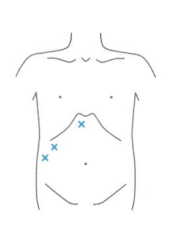

適応疾患 胆嚢炎，胆石症など

術中合併症 気腹に伴う合併症（空気塞栓，片肺挿管→p.52第1章-3-4参照），血管や臓器損傷

一般的な麻酔法
- 全身麻酔（＋硬膜外麻酔やエコー下神経ブロックをすることも）
- Ｖ１

手術の手順

① 皮膚の消毒，覆布がけ（執刀までに胃内容を吸引し空気を除去しておく）
② 臍部に小切開を加え，皮膚，皮下組織と剝離し，腹膜を開ける
③ トロッカーを挿入し，腹腔鏡カメラで腹腔内であることを確認
④ 気腹の開始（最初は低い圧で，問題なければ8〜12 mmHg程度が一般的）〈バイタルサインの変化に注意〉
⑤ 必要なら別の場所にも腹腔鏡観察下にトロッカーポートを追加する（2，3ヵ所）
⑥ 体位を頭高位，やや左に傾ける．腸管を移動させて胆嚢を観察しやすくするため〈体位変換に注意〉
⑦ 胆嚢の癒着状態を確認し，剝離作業へ
⑧ カロー三角部で，胆嚢管と胆嚢動脈を同定剝離

⑨ 胆嚢管，胆管動脈を切離
⑩ 肝床から胆嚢を剥離
⑪ 胆嚢を腹腔外へ取り出す
⑫ 腹腔内を洗浄・止血し，必要ならドレーンを留置し，閉創

この手術ならではの麻酔の注意点

p.52第1章-3-4参照．

豆知識

Memo 復習しよう，Murphy signとCourvoisier sign

Murphy signは，診察者が右季肋部を圧迫しながら患者に息を吸わせると痛みが誘発されるため呼吸が止まること．胆嚢炎や胆石で認められる．最近は超音波で胆嚢を描出して圧迫しながら行うsonographic Murphy signも用いられる．なお，急性胆嚢炎の穿孔頻度は2〜15％．診察時に何度も強く圧迫することは控えたい．Courvoisier signは無痛性の腫大した胆嚢を触れることで，胆管癌や膵頭部癌などの下部胆管の閉塞で生じ，黄疸を伴う．ついでに胆管炎のCharcot三徴（発熱・腹痛・黄疸），これに意識障害とショックを加えたRaynolds五徴も整理しておこう．

Memo 施設で異なるラパコレの対応

1987年にフランスで始まったラパコレはあっという間に全世界に広がり，外科手術のあり方に一大革命をもたらした．それに伴い，患者の入院期間も短縮し，今では本邦でもラパコレは日帰り手術で行う施設まである．患者が家に帰るとなれば，当然術後鎮痛の方法も異なってくる．従来は，開腹の可能性に備えてあらかじめ硬膜外麻酔を行う管理をよく見かけたが，近年はよほど癒着により開腹の可能性が高い場合以外は積極的に行わなくなっているようだ．代替の鎮痛法として創部の局所浸潤麻酔や，超音波ガイド下あるいは術野から直接，腹横筋膜上に局所麻酔薬を浸潤させる腹横筋膜面ブロック（transversus abdominis plane block：TAPブロック）などが行われるようになった．このように鏡視下手術は麻酔方法にも大きな影響をもたらしている．

参考文献
1) 科学的根拠に基づく急性胆管炎・胆嚢炎の診療ガイドライン：http://minds.jcqhc.or.jp/

〈鈴木昭広〉

第2章 各手術の流れ

1. 消化器外科

4 膵頭十二指腸切除
・pancreatoduodenectomy（PD）

> **Point**
> ・腹部外科領域で最難関手術の1つ
> ・手術進行の把握とボリューム管理（輸液・輸血量と出血量の管理）
> ・切除（膵頭部・胃幽門側2/3・十二指腸全域・空腸起始部・胆嚢・下部胆管・所属リンパ節・神経叢など），再建（膵体尾部・胆管・残胃を空腸と吻合）が多数（図）

手術体位	仰臥位
予想手術時間	6〜8時間以上
予想出血量	300〜1,000 mL，時に2,000 mL以上
筋弛緩	必要
一般的な術創	正中切開または肋骨弓下横切開

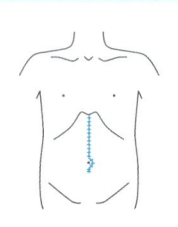

適応疾患 膵頭部領域癌（膵頭部癌，下部胆管癌，乳頭部癌など），膵腫瘍

術中合併症 大量出血（大血管損傷），腸間膜牽引症候群，無気肺

一般的な麻酔法
・全身麻酔＋硬膜外麻酔
・V2A1CV

手術の手順

① 上腹部正中切開または上腹部横切開
② 癒着や転移の肉眼的確認
③ 十二指腸と膵頭部の授動（一部順不同）
　ⅰ）右側：後腹膜から授動，大動脈が露出するまで剥離する
　ⅱ）下面〜後面：上腸間膜静脈〜門脈まで剥離または切断
　ⅲ）前面：胃結腸間膜の剥離
　ⅳ）上面：肝門部郭清，テーピング
　ⅴ）左上側：腹腔動脈周囲郭清
〈進行状況の把握，ボリューム管理に注意〉
④ 胃幽門側2/3切除
⑤ 膵切断，膵管チューブ留置
⑥ 空腸切断，リンパ節・神経叢郭清
⑦ 腫瘍部を動脈，静脈，門脈から切除し，一塊にして摘出

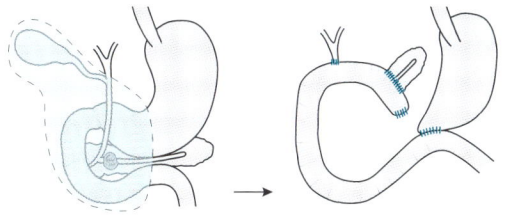

図 ● child 変法，膵頭十二指腸切除の概略図

⑧ 各種吻合（胃・空腸吻合，膵・空腸吻合，胆管・空腸吻合）
⑨ 膵管チューブ・胆管チューブ固定
⑩ 止血，洗浄，ドレーン留置
⑪ 閉創

この手術ならではの麻酔の注意点

膵液漏出や糖代謝・電解質異常の管理．

豆知識

Memo　PDとPPPDの違いは？

- PD：膵頭十二指腸切除（pancreatoduodenectomy）
- PPPD：幽門輪温存膵頭十二指腸切除（pylorus preserving PD）

幽門側胃切除の有無で2つを区別する．

Mission　膵臓といえばインスリン，血糖をしっかり管理しよう！

血糖管理は100〜200 mg/dLを目標に管理する．
- 低血糖時（目安80 mg/dL以下）：50％ブドウ糖20 mLをCVより静注
- 高血糖時（目安200 mg/dL以上）：インスリン2〜4単位静注

いずれも処置30分後には血糖測定で確認．コントロール不良のときは，糖＋インスリン（＋K）の持続静注も検討．インスリンによる低カリウム血症（K＜3.0 mEq/L）にも注意する．

Mission　膵液が漏れても大丈夫？

膵液流出対策として，急性膵炎の治療に準じ，タンパク分解酵素阻害薬の投与が行われることがある．実際の投与は施設によって異なるが，1例をあげると，ウリナスタチン（ミラクリッド）30万単位を膵切断前にゆっくり静注する方法がある．消失半減期は約40分．

参考文献
1）「麻酔科レジデントマニュアル第3版」（西山美鈴 著），ライフリサーチプレス，2008

〈田中博志〉

第2章 各手術の流れ

1. 消化器外科

5 脾摘出術
・splenectomy

Point
・血小板減少による出血傾向に注意
・最近は腹腔鏡下で行われることも多い

手術体位	仰臥位
予想手術時間	2時間
予想出血量	200 mL程度，時に500 mL以上
筋弛緩	必要
一般的な術創	右図参照

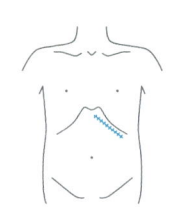

適応疾患 外傷，血液疾患（悪性リンパ腫，溶血性貧血，特発性血小板減少紫斑病など），脾腫瘍，脾腫（門脈圧亢進症による），胃癌合併切除など

術中合併症 出血，無気肺，膵液瘻など

一般的な麻酔法
・全身麻酔＋硬膜外麻酔（凝固能による）
・Ｖ２Ａ１

手術の手順

① 皮膚の消毒，覆布がけ
② 左肋骨弓下切開または上腹部正中切開
③ 胃と脾臓の遊離（脾間膜を切離して，脾動脈を仮結紮し流入血流を遮断）
④ 脾臓と後腹膜の切離，膵尾部からの切離
⑤ 脾門部の処理（脾動静脈の結紮・切離）〈出血に注意〉
⑥ 脾臓摘出
⑦ 止血，洗浄，ドレーン留置
⑧ 閉腹

◎ この手術ならではの麻酔の注意点 ◎

血流豊富な臓器のため，術中の急な出血に注意する．

豆知識

Memo 脾摘後症候群

　脾摘後に起こる門脈血栓症や免疫力の低下などの総称．脾摘後の門脈血栓症は，脾摘後の血小板増加による血栓，残存脾静脈の鬱滞・血栓，脾摘による易感染性が契機として発症するとされる．また，脾摘後は免疫能の異常により易感染性になるとされ，一般的に若年で脾摘をするほど免疫機能に異常をきたしやすいとされている．時間が経てば解消するといわれているが，時に肺炎球菌による脾摘後重症感染症（overwhelming post-splenectomy infection：OPSI）を発症し死亡するケースも報告されている．

参考文献
1)「標準外科学 第10版」(北島政樹 監，加藤治文 ほか 編)，医学書院，2004
2)「南山堂医学大辞典 第18版」，南山堂，2005

〈田中博志〉

第2章 各手術の流れ

1. 消化器外科

6 痔核手術
- hemorrhoidectomy

Point ・脊椎麻酔で行う短時間手術

手術体位	ジャックナイフ位
予想手術時間	1時間
予想出血量	少量
筋弛緩	不要
一般的な術創	肛門（周囲）のみ

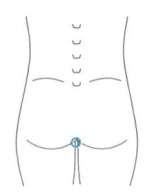

適応疾患　内痔核，外痔核

術中合併症　血圧低下（脊椎麻酔による）

一般的な麻酔法
- 脊椎麻酔
- V1

手術の手順

① 皮膚（臀部・陰部），肛門の消毒，覆布がけ〈体位変換に注意〉
② 肛門鏡で肛門内の痔核部位の確認
③ 止血剤〔20万倍アドレナリン（ボスミン®）生食〕の局注
④ 肛門切開（楔状切開），肛門括約筋の剥離
⑤ 痔核の結紮・切除
⑥ 止血（・縫合）

この手術ならではの麻酔の注意点

羞恥心を伴う覚醒下手術となるので，患者への配慮を忘れない

豆知識

Memo　痔核手術法の名前

Braatz法（切除縫合術），Milligan-Morgan法（結紮切除術），Parks法（粘膜下痔瘻摘出術），Whitehead法と，痔核の手術には人の名前がついた方法が多いが，現在は結紮切除法が主流となって

いる．開放創として縫合しない（少なくする）ことで，雑菌侵入に起因する炎症を防ぐ効果があるとされる．

Memo　脊椎麻酔の副作用

- **血圧低下**：交感神経遮断による血管拡張
- **悪心嘔吐**：迷走神経優位による蠕動の亢進，低血圧による脳虚血
- **呼吸抑制**：上部胸椎の麻酔による呼吸困難感．横隔神経（C3-5）麻痺になると呼吸は停止する
- **全脊椎麻酔**：全脊髄神経の麻痺．無呼吸，低血圧，意識消失と進み，人工呼吸が必要となる
- **神経障害（馬尾症候群など）**：神経毒性が原因とされるがきわめて稀

Memo　硬膜穿刺後頭痛（postdural puncture headache：PDPH）

硬膜穿刺部から脊髄液が漏れ髄液圧が下がり，頭部を挙上する坐位や立位になると頭部の硬膜が牽引されることで頭痛が発生するとされる症状．立位で悪化，臥位で緩和する症状が典型的．若い女性に多く，治療は輸液負荷や鎮痛薬の投与で対処する．重症の場合は，硬膜外腔へ自己血を注入する自己血パッチを行うこともある．

参考文献
1)「標準麻酔科学 第5版」（弓削孟文 監，古家仁 ほか 編），医学書院，2006
2)「標準外科学 第10版」（北島政樹 監，加藤治文 ほか 編），医学書院，2004

〈田中博志〉

第2章 各手術の流れ

1. 消化器外科

7 虫垂切除術
- appendectomy

Point
- 虫垂炎では合併症の程度により術式変更（回盲部切除など）もありうる
- 腹腔鏡手術も行われている

手術体位	仰臥位
予想手術時間	30分〜1時間
予想出血量	ごく少量
筋弛緩	必要
一般的な術創	右図参照

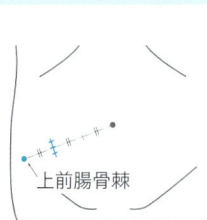

適応疾患 急性虫垂炎

術中合併症 出血，腸管損傷，虫垂穿孔

一般的な麻酔法
- 小児：全身麻酔
- 成人：脊髄くも膜下麻酔
  　　　全身麻酔
  　　　（術後鎮痛に硬膜外麻酔や腹横筋膜面ブロック）
- Ｖ１

手術の手順 交差切開法による順行性虫垂切除術の手順

① 皮膚の消毒，覆布がけ
② 皮膚切開
③ 筋層（外腹斜筋，内腹斜筋，腹横筋）を切開する
④ 腹膜を切開する
⑤ 自由ヒモをたどり，虫垂に到達
⑥ 虫垂間膜ごと虫垂動脈を結紮する
⑦ 虫垂根部を圧挫し結紮する
⑧ 結紮部を巾着縫合にて埋没させる
⑨ 上行結腸外側，Douglas窩の出血，腹水，膿汁のチェック．必要あれば洗浄を行う
⑩ 閉腹

この手術ならではの麻酔の注意点

- 虫垂炎の状態，腹膜炎の有無などで術式が追加，変更になる可能性もある．術前の身体所見，CT画像から外科医とディスカッションしておこう
- 妊娠中にも急性虫垂炎になる．妊婦の場合，妊娠週数によって使用薬剤や麻酔方法も変わってくる．また，妊娠後期には発達した子宮のために，虫垂が圧排され正常位置と異なるために手術時間が延長する可能性がある

豆知識

Images 急性虫垂炎の画像診断

＜CT＞

CTでの虫垂を見つけるには，
1. 上行結腸を足側にたどる
2. 回腸末端を見つける
3. 回腸末端から3 cmほど足側に虫垂起始部を見つける
4. 虫垂をたどる
5. 虫垂の大きさ，炎症の程度，腹水，膿瘍の形成なども合わせてチェック

急性虫垂炎のCT診断基準には，①径が6 mm以上に腫大，②周囲の炎症所見，③造影CTでの壁の造影，④壁厚が2 mm以上，⑤糞石の存在などがある（図1）．

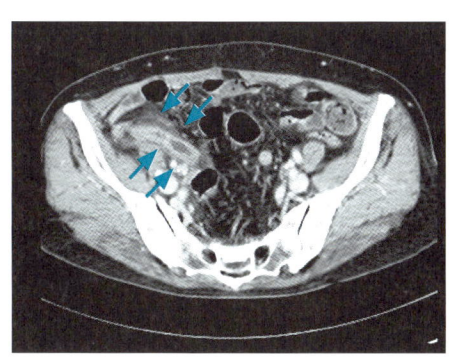

図1 ● 急性虫垂炎のCT画像

造影CT：虫垂の腫大と壁肥厚が認められ，虫垂壁の造影効果が認められる．周囲の脂肪層の濃度上昇も認められる（→）．
文献1より転載

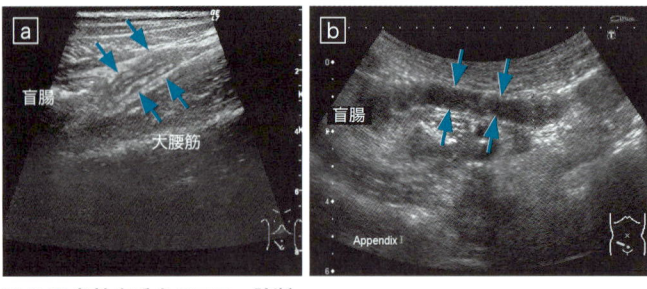

図2 ● 急性虫垂炎のエコー診断
a) 大腰筋の腹側に,腫脹した虫垂(➡,10 mm径,長軸像)が走行している.
b) 盲腸から連続する腫脹虫垂(➡,10 mm径,長軸像).
文献2より転載

<エコー>

　CTに比べ,エコーによる急性虫垂炎の診断は感度,特異度ともに劣るとされている.しかし放射線被曝のないこと,ベッドサイドで簡便に施行できるなどメリットも多い.また,プローブで圧迫することによる圧痛点と,その部位で得られる画像所見をリアルタイムで観察できることも診断上有用である(図2).

参考文献
1) 住 幸治:虫垂炎.「できる!画像診断入門シリーズ 腹部・骨盤部画像診断のここが鑑別ポイント改訂版」(桑鶴良平 編), pp.122-123, 羊土社, 2011
2) 野津 司:レジデントノート, 14:1318-1323, 2012
3) 「Digestive Surgery NOW No.1 小腸・結腸外科標準手術 操作のコツとトラブルシューティング 第2版」(渡邊昌彦 編), メジカルビュー社, 2009

〈丹保亜希仁〉

第2章　各手術の流れ

1. 消化器外科

8 結腸切除術/S状結腸切除術
・colectomy / sigmoidectomy

Point
- 結腸癌に対する術式は占拠部位により切除範囲が異なり，結腸部分切除，S状結腸切除，右半結腸切除，横行結腸切除，左半結腸切除などがある
- 腹腔鏡手術も行われている

手術体位	仰臥位，S状結腸切除術では砕石位
予想手術時間	2〜5時間
予想出血量	50〜100 mL
筋弛緩	必要
一般的な術創	①右半結腸切除，②左半結腸切除，③S状結腸切除

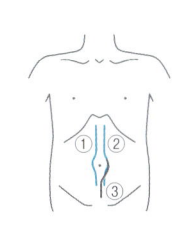

適応疾患	結腸癌
術中合併症	出血，腸管損傷
一般的な麻酔法	・硬膜外麻酔＋全身麻酔 ・V1（V2）A1

手術の手順

　盲腸から上行結腸，下行結腸，直腸は後腹膜側に固定されており，横行結腸，S状結腸は腸間膜を介して後腹膜と連続している．切除範囲に応じて結腸を剝離，授動し，血管処理と動静脈周囲リンパ節郭清を行う．切離線に向けて腸間膜，辺縁動脈を処理し腸管を切離する．口側，肛門側の腸管を吻合し再建する．

　ここではS状結腸切除＋D3郭清について手順を説明する．
① 皮膚の消毒，覆布がけ
② 皮膚切開，開腹
③ S状結腸の後腹膜からの剝離，授動
④ S状結腸間膜の切開
⑤ 下腸間膜動脈根部リンパ節郭清

⑥ 下腸間膜動静脈の処理
⑦ S状結腸，直腸背側の剝離
⑧ 腸間膜，辺縁動脈の処理
⑨ 肛門側腸管，口側腸管の切離
⑩ 腸管の吻合
⑪ 洗浄，Douglas窩ドレーン留置
⑫ 閉腹

この手術ならではの麻酔の注意点

● 腸間膜牽引症候群（mesenteric traction syndrome：MTS）

腸間膜の牽引や圧排の刺激により引き起こされる反応で，血圧低下，頻脈，顔面の紅潮がみられる．これはシクロオキシゲナーゼ（COX）代謝経路を介して，プロスタサイクリン（PGI_2）が放出されることにより起こるといわれている．対処としては，急速輸液，血管作動薬投与，NSAIDs（ロピオン®）投与などがあげられる．近年主流となっているレミフェンタニルの持続投与が，MTSの頻度の上昇と関連があるという報告もされている[1]．

豆知識

Memo 各術式における切除範囲

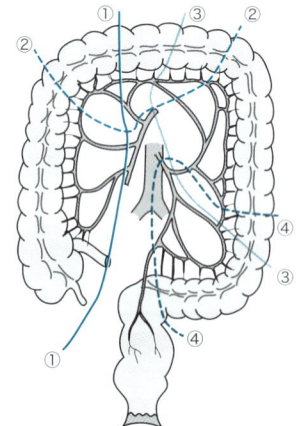

―― ①右半結腸切除
--- ②横行結腸切除
―― ③左半結腸切除
--- ④S状結腸切除

Memo **リンパ節郭清**

郭清の範囲は以下のようになる．
Ｄ１郭清：腸管傍リンパ節（癌のある腸管の近傍のリンパ節）までの切除
Ｄ２郭清：中間リンパ節（動脈に沿ったリンパ節）までの切除
Ｄ３郭清：主リンパ節（動脈の起始部のリンパ節）までの切除

リンパ節には，動脈の走行に沿って盲腸側から直腸側まで時計回りに20 Ｘ～25 Ｘと番号がついている．例えば，右結腸動脈のリンパ節は241，242，243と3群に分かれていて，下一桁の1，2，3がそれぞれ，腸管傍，中間，主リンパ節を示す．

参考文献
1）Nomura, Y., et al. : J Anesth, 24（5）: 669-674, 2010
2）「卒後5年でマスターする消化器標準手術」（桑野博行 編），メジカルビュー社，2006
3）「Digestive Surgery NOW No.1 小腸・結腸外科標準手術 操作のコツとトラブルシューティング 第2版」（渡邊昌彦 編），メジカルビュー社，2009

〈丹保亜希仁〉

第2章　各手術の流れ

1. 消化器外科

9 直腸切除術
- rectectomy

Point
- 前方切除術（高位，低位，超低位など）は，腸管を吻合し再建する術式である
- ハルトマン手術（Hartmann's procedure）は腸管の再建を行わず人工肛門を造設する術式である

手術体位	砕石位
予想手術時間	3～4時間
予想出血量	50～200 mL
筋弛緩	必要
一般的な術創	右図参照

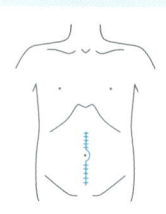

適応疾患　直腸癌，直腸穿孔

術中合併症　大量出血，臓器損傷（尿管，腸管など）

一般的な麻酔法
- 全身麻酔＋硬膜外麻酔
- V2A1（CV）

手術の手順　高位前方切除術，ハルトマン手術について手順を説明する．

1) 高位前方切除術
① 皮膚の消毒，覆布がけ
② 正中切開にて開腹する
③ 腹腔内の検索，術野の展開を行う
④ S状結腸の後腹膜からの剥離，授動する
⑤ 中枢側リンパ節を郭清する
⑥ 下腸間膜動静脈の結紮，切離する
⑦ 腸間膜，辺縁動脈を処理し，口側腸管を切離する
⑧ 肛門側腸間膜を処理し，腸管を切離する
⑨ 腸管を吻合する
⑩ 洗浄，ドレーン留置
⑪ 閉腹

2) ハルトマン手術
①～⑧の腸管処理までの手順は共通である（臍部の皮膚切

開は人工肛門造設側の反対側をまわる）．
⑨ 肛門側断端の処理
⑩ 洗浄，ドレーン留置
⑫ 人工肛門造設部位の皮膚切除
⑬ 腹直筋前鞘を展開し，筋膜を切開する
⑭ 腹壁外へ直腸を挙上する
⑮ 閉腹，創の保護
⑯ 腸管断端の開放
⑰ 人工肛門と皮膚の縫合固定

この手術ならではの麻酔の注意点

- ハルトマン手術は，大腸穿孔，腹膜炎，敗血症などで腸管の縫合不全のリスクが高い場合や，それが致命的となる場合にも選択される術式である．その際には，術前，術後も含めた長期の周術期管理期間を想定し，麻酔管理を行う必要がある．血液凝固異常があれば当然硬膜外麻酔は**禁忌**である．術後，人工呼吸管理が必要であれば，**カフ上吸引ポート付き**の気管チューブ使用を考慮する．血液浄化療法のためのブラッドアクセス留置についても考える必要がある．
- 2期的に人工肛門閉鎖術を行うケースもある．人工肛門の造設時と比べ閉鎖時は手術侵襲が小さくなる．手術内容を考えて麻酔計画を立てて，管理を行おう．

豆知識

Memo　直腸切断術

手術手技，手術器具，診断技術の向上などにより，低位前方切除術，超低位前方切除術といった肛門括約筋温存手術の適応が拡大した．一方，腹会陰式直腸切断術（マイルズ手術）は高度に進展した下部直腸癌，肛門癌で施行されている手術である．

参考文献
1）「卒後5年でマスターする消化器標準手術」（桑野博行 編），メジカルビュー社，2006
2）「Digestive Surgery NOW No.5 直腸・肛門外科手術 標準手術とステップアップ手術」（渡邊昌彦 編），メジカルビュー社，2009

〈丹保亜希仁〉

第2章 各手術の流れ

1. 消化器外科

10 鼠径ヘルニア修復術
・inguinal hernia repair

> **Point**
> ・日本では若手医師が執刀することも多い
> ・ここでは，成人における腹膜前腔アプローチによるKugel法を示す

手術体位	仰臥位
予想手術時間	30分〜1時間
予想出血量	ごく少量
筋弛緩	不要
一般的な術創	右図参照

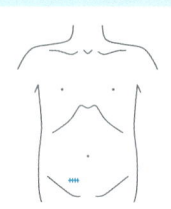

適応疾患　鼠径ヘルニア

術中合併症　出血

一般的な麻酔法
・乳児〜小児：全身麻酔（＋末梢神経ブロック）
・成人：脊髄くも膜下麻酔
　　　　全身麻酔（＋硬膜外麻酔または末梢神経ブロック）
　　　　局所麻酔
・V 1

手術の手順　Kugel法
① 皮膚の消毒，覆布がけ
② 皮膚切開
③ 皮下組織の剥離，浅腹筋膜の切開，剥離
④ 筋層（外腹斜筋，内腹斜筋，腹横筋）の切開，剥離
⑤ 横筋筋膜を切開し，腹膜前脂肪織へ到達
⑥ 腹膜前脂肪織の剥離，腹膜の同定
⑦ 腹膜の直上の層（腹膜前腔）で剥離を進める（下腹壁動静脈，精巣動静脈，精管など）
⑧ ヘルニア嚢の処理
⑨ パッチの挿入
⑩ 閉創

この手術ならではの麻酔の注意点

日帰り手術や，短期間入院の対象となるため，退院時期を考慮した麻酔方法を検討する必要がある．

豆知識

Memo 鼠径部ヘルニアの分類

日本ヘルニア学会は，Ⅰ型：間接（外）鼠径ヘルニア，Ⅱ型：直接（内）鼠径ヘルニア，Ⅲ型：大腿ヘルニア，Ⅳ型：併存型，Ⅴ型：特殊型，と鼠径部ヘルニアを分類している．

内鼠径輪がヘルニア門となって腸管が脱出するのが間接ヘルニアで，内鼠径輪を通らないものが直接ヘルニアである．大腿ヘルニアでは大腿輪がヘルニア門となる．

Memo 腹腔鏡下鼠径ヘルニア修復術

腹腔内から操作する経腹的前腹膜メッシュ修復術（transabdominal preperitoneal approach：TAPP）と腹膜前腔で操作する完全腹膜外メッシュ修復術（totally extraperitoneal approach：TEP）がある．TEP法でも修復術前後の腹腔内観察を行う．ヘルニア修復術は術野も小さく，麻酔科医は観察することが難しいが，腹腔鏡下手術ではヘルニアの形態や手術手技，修復の状態も術者とともに観察でき大変勉強になる．

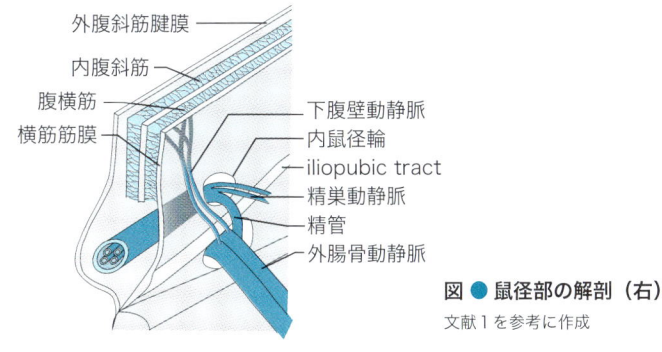

図 ● 鼠径部の解剖（右）
文献1を参考に作成

参考文献
1）「Digestive Surgery NOW No.5 直腸・肛門外科手術 標準手術とステップアップ手術」（渡邊昌彦 編），メジカルビュー社，2009
2）「卒後5年でマスターする消化器標準手術」（桑野博行 編），メジカルビュー社，2006

〈丹保亜希仁〉

コラム❸ 体位変換，患者移動の鉄則

● 危険がいっぱい！ 患者の移動

　周術期には，術体位をとる，X線のフィルムを患者の背面に挿入する，ベッド移動など，患者の体を医療スタッフが保持して移動させる機会に多く遭遇する．このとき，チューブやライン類のトラブルが起こりやすい．筆者が未だに忘れられない最悪の記憶は，研修医時代に心房中隔欠損のパッチ形成後の小児をベッドから移動させた際に，内頸静脈に挿入されている中心静脈カテーテルがベッドにひっかかり，挿入部から抜けた事例だ．幸い血行動態が安定していたため事なきを得たが，カテコラミンのフルサポートが必要な事例であれば致命的となりえるし，カテーテルが切断されて体内に残存すれば再開胸の必要があった．それ以来ベッド移動に際しては細心の注意を払っている（p.145 コラム④も参照）．

● 鉄則1　気道の管理者，頭側の人間が一番偉い！

　移動の音頭をとるのは気道を管理し，頭頸部を守り，全体を見渡せる場所である頭側にいる人間だ．手術中であれば麻酔を担当する者がその責を担う．場にいるスタッフの**経験年数は一切関係ない**．頭側にいる者が移動の際には大きな声で場をしきり，しっかり自己主張し，自分がリーダーであることをアピールしよう．小声で自信なくやっていると，周囲スタッフは声の大きい者や年長者に従ってしまい，患者の安全を守れない．また，将来みなさんが外科系の医師として手術に入る際にも，気道を守っている医師に「では頭側の先生の合図でお願いします」などと声をかけ，周囲の者が勝手に合図をしないように配慮していただきたい．手術患者のみならず，この鉄則はすべての患者搬送で守るべきポイントだ．

● 鉄則2　移動前には必ずAからIまでをみんなでチェックしよう

　移動前にはトラブルになりえる項目を確認する．筆者はAからIまでの語呂合わせにし，各チューブ類がゆとりをもって移動できるか，どこかに引っかかっていないか，存在を忘れていないか

を改めて確認してチェックもれがないようにしている.

- **A**：Airway：挿管チューブ
- **B**：Breathing：呼吸回路（移動の瞬間は外すべき），酸素マスクのチューブ類
- **C**：CVまたはChusin：中心静脈ライン
- **D**：Drain：ドレーンやドレーンの接続バッグ
- **E**：Epi：硬膜外カテーテルなど鎮痛系のチューブ
- **F**：Foley：フォーリーカテーテルは尿道カテーテルの別称
- **G**：Gastric tube：経鼻胃管やイレウス管，ENBDチューブなど
- **H**：Harn：ドイツ語で尿のこと．施設によっては尿道カテーテルバッグをハルンバッグと呼ぶ
- **I**：IV：末梢IVカテーテル類

これだけ見回せば見落としリスクをかなり減らすことができる.

● 鉄則3　皆の協力を確認後，合図は必ず「1，2，3！」

　アメリカでは一般に患者の移動時には「On three！ One, two, three！」と，3秒で行くことを宣言して移動する．日本語でも，「3秒で移動しますよー．みんなよろしいですか？ ではいきます，1，2，3」とか，「準備いいですか〜？1，2，3」など，①全員が準備できているか確認し，②3秒目ちょうどで力を入れることを毎回確認しよう．「せーのー」とか，「いち，にー，のー，さん！（←実際には4秒目）」など，どのタイミングで移動させるかわからない呼び声は御法度だ.

　頭側にいる自分の役目は，患者の頭と頸部をしっかりと保持しつつ，**全体を見回すこと**．麻酔・筋弛緩下では頸部のみならず各関節はぐらぐらだ．頸部保持，良肢位の維持に配慮しよう．一方，体幹を持って移動させるスタッフの腰の負担は結構なものだ．ベッドが大きい，点滴類に十分なゆとりがない場合には無理をしないことも重要だ．「まずベッドの端まで行きましょう」「まず半分だけ横にずれましょう」など，ライン類の安全の再確認，スタッフの労力軽減をはかることも検討しよう．実施者の負担が大きいと移動操作は瞬間的で粗雑になる．できれば患者の移動用マットや板などを利用し，手術のための精鋭スタッフ達が無用な労力を使わなくてすむようにしたい.

〈鈴木昭広〉

第2章 各手術の流れ

2. 胸部外科

1 肺切除術
- operative procedure for lung cancer
- video-assisted thoracic surgery（VATS）

Point
- 病変によって，部分（楔状）切除術，区域切除，肺葉切除術・肺全摘術などが行われる
- 胸腔鏡下，胸腔鏡補助下での手術が増加している
- 術後鎮痛を十分考慮する必要がある

手術体位	側臥位
予想手術時間	1〜5時間
予想出血量	200〜2,000 mL
筋弛緩	必要
一般的な術創	右図参照

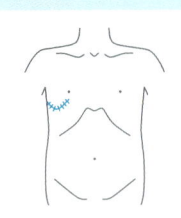

適応疾患 自然気胸，肺嚢胞，良性肺腫瘍，縦隔腫瘍，肺癌など

術中合併症 呼吸不全，循環不全

一般的な麻酔法
- 全身麻酔（分離肺換気）+硬膜外麻酔（または胸部傍脊椎ブロック）
- V1 または V2A1

手術の手順

1）胸腔鏡下肺部分切除術（自然気胸の例）
① 第4〜7肋間の側胸部に3〜4カ所の小切開を加え，トロッカーを挿入後，胸腔鏡や鉗子を挿入する（執刀前に分離肺換気を開始しておく）
② **肺尖部**を観察するとブラが確認できるので，生理食塩水を注入し肺瘻の位置を確認するための**水封試験**を行う
③ エンドカッターにて肺部分切除を行い，切除組織はトロッカーより摘出する
④ 再度，空気の漏れを確認後トロッカーを抜管し，胸腔内にドレーンを1〜2本留置し閉創する

2）肺葉切除術（左上葉切除の例）
① 左第5肋間後側方切開にて開胸する（執刀前に分離肺換気

を開始しておく)(詳細はp.118第2章-2-2参照)
② 肺門部前面の胸膜を切開し，左上肺静脈の各分岐を結紮・切離する．上葉と下葉の葉間を展開し，肺動脈の分枝Ａ４・Ａ５を結紮・切離する
③ 左上葉を尾側に牽引し，左主肺動脈から分岐するＡ３・Ａ１＋２を結紮・切離する
④ 左上葉気管支を切断後，断端を縫合閉鎖し**水封試験**を行う．必要に応じフィブリン糊を使用する
⑤ 左上縦隔リンパ節の郭清を行う
⑥ ドレーンは皮切部より尾側の第６または第７肋間から２本挿入する．前方に留置されたものは排気用，後方に留置されたものは排液用である．吸引圧調節ボトルに接続し，閉胸する

3) 肺全摘術(右肺全摘の例)
① 右第５肋間後側方切開にて開胸する
② 肺門部前面の胸膜を切開し，右主肺動脈，右上肺静脈の基部を露出する
③ 右下葉を上方に引きながら，肺門部後面を剥離し右下肺静脈，右主気管支を露出する
④ 右上下肺静脈を結紮・切離する
⑤ 肺門前面で，右主肺動脈を結紮・切離する
⑥ 右主気管支を気管分岐部から上葉気管支分岐部まで剥離後切断し，断端を縫合閉鎖する
⑦ 水封試験を行う
⑧ 上縦隔リンパ節，気管分岐部リンパ節，後縦隔リンパ節の郭清を行う
⑨ 胸腔ドレーンを１本留置し閉胸する．肺葉切除と異なり低圧持続吸引は行わない

◎ この手術ならではの麻酔の注意点 ◎

1) 分離肺換気時の注意
　一般的には**ダブルルーメン**の挿管チューブを使用して行う．右用と左用があるが，先端側には青色のカフ，気管開口側には白色のカフがついている．まず喉頭鏡を用いてチューブを

20 cm程度まで挿入する．次にスタイレットを抜去後，気管支ファイバースコープを青カフ側に挿入し，気管軟骨およびチューブ先端の両方が確認できる位置に調整し挿入する気管支の方向にチューブをひねりながら愛護的に進めていく．気管支ファイバースコープをガイドにして盲目的に挿管チューブを挿入させる操作はファイバースコープの故障の原因となるばかりか，気管損傷を引き起こすこともあるので注意が必要である．皮切前には**分離肺換気**を開始しておくが，気腫状肺で抜気が悪い場合には術側肺のルーメンに吸引チューブを挿入することも考慮する．

2）水封試験（water-seal test）の方法

いわゆるリークテストを意味する．胸腔内を生理食塩水で満たし，筋弛緩薬投与後に気管内に15〜30 cm H_2O の圧を愛護的にかけながら，術者と一緒に空気の漏れる部位を検索する．特に胸腔鏡下手術では肺が十分に膨張してしまうと空気の漏れが確認できなくなるため適宜抜気しながら加圧を繰り返す．

3）気道内圧の管理

抜管時の気道内圧の過度な上昇によりフィブリン糊で閉鎖した肺瘻が再度開いてしまうことがある．できる限り愛護的な抜管を心がけよう．

4）術後鎮痛

肋間開胸は強い疼痛を伴うため，可能な限り胸部傍脊椎ブロックや硬膜外麻酔を併用する．これにより良好な喀痰排泄が可能となる．

豆知識

Memo 気管支ブロッカーについて知ろう

気管支ブロッカーは，ダブルルーメンチューブに比べて血液・膿・分泌物の流入を完全には防止できない．一方で6 mmの挿管チューブを通過するものもあるなど，サイズがバリエーションに富んでいるため，小児でも使用可能である．

Mission 気管支ファイバースコープで各分岐を確認しよう

肺切除術中はいつでも気管支ファイバースコープを利用できる恵

まれた環境にある．モニターの中心に気管支内腔を描出できるように各分岐の形状を確認しよう．特に**右上葉枝**は3つに内腔が分かれるので特徴的である．筋弛緩薬投与後に行うようにしよう．

Mission 分離肺換気中の肋間に超音波をあててみよう

救急医療の現場では，超音波診断装置は短時間・低侵襲で診断が行える優れた機器である．分離肺換気中は人工的に気胸を作っている状態なので，それぞれの肺の超音波画像を比べて慣れておこう．術野肺ではlung sliding，comet tail artifactの消失などが見られる．

参考文献

1）「呼吸器外科学 第4版」(正岡 昭 監，藤井義敬 編) 南山堂，2009
2）「臨床・病理 肺癌取扱い規約 第7版」(日本肺癌学会 編)，金原出版，2010
3）「気胸・囊胞性肺疾患 規約・用語・ガイドライン」(日本気胸・囊胞性肺疾患学会 編)，金原出版，2009

〈飯田高史〉

第2章 各手術の流れ

2. 胸部外科

2 胸部食道癌手術
- operative procedure for thoracic esophageal cancer and esophageal reconstruction

Point
- 手順は，切除・郭清・再建の3段階
- 郭清部位は，胸部・腹部・頸部の3領域（病変部位によっては開胸しなかったり，頸部の郭清を省略することもある）
- 近年では胸腔鏡・腹腔鏡を用いた手術も行われている
- 再建臓器には胃を用いることが最も多く，経路は胸骨前，胸骨後，後縦隔に分けられる

手術体位	開胸時は左側臥位，開腹時，頸部操作時は仰臥位
予想手術時間	6～12時間
予想出血量	1,000～2,000 mL
筋弛緩	必要
一般的な術創	右図参照

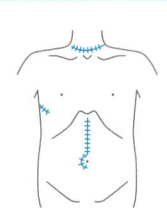

適応疾患 胸部食道癌

術中合併症 呼吸不全，循環不全（心原性，出血性）

一般的な麻酔法
- 全身麻酔（分離肺換気）＋硬膜外麻酔（局所麻酔＋モルヒネ）
- V2A1CV

手術の手順 胃を用いた胸骨後再建の例

1）開胸操作

① 第5肋間レベルで，右後側方開胸を行う．皮切は背部正中と肩甲骨内側縁の中間点から，肋間に沿って前腋窩線を越えた点までの弧状の後側方切開とする．広背筋，僧帽筋，大菱形筋，前鋸筋を順次切離し，肩甲骨鉤で肩甲骨を挙上する

② 第5肋間で，肋間筋を切離し胸膜を切開し開胸する．右肺を圧迫して食道を露出し，周囲組織への浸潤を検索する

③ 奇静脈弓を結紮・切離し，縦隔胸膜を切離する．食道を剝離していき，腫瘍から5cm以上離した上2カ所を太い絹糸で結紮し，その間で切離する

④ 口側断端を引き上げながら，上縦隔のリンパ節を郭清する．この際反回神経を傷つけないように注意する
⑤ 気管分岐部・肺門リンパ節を郭清する
⑥ 肛側断端を引き上げながら，食道固有動脈を結紮・切離し，傍食道・後縦隔リンパ節を郭清する．胸管の損傷に注意し食道裂孔部まで遊離を行う
⑦ 第8肋間から胸腔ドレーンを挿入し，閉胸する（体位を仰臥位とする）

2）開腹操作
① 皮切は剣状突起上から臍下部までの上腹部正中切開とする
② 十二指腸確認後，右胃大網動脈のやや末梢で大網を切離し，短胃動脈を結紮・切離しながら口側に向けて胃を食道裂孔まで遊離していく．この際，左胃動脈は温存する
③ 胃を上方に翻転し，総肝動脈・脾動脈・左胃動脈周囲のリンパ節を郭清し，左胃動脈を根部で結紮・切離する
④ 小網を切離し食道裂孔を開大して胸部食道を腹腔内に牽引し，その後，食道裂孔を閉鎖する
⑤ 横隔膜・噴門リンパ節を郭清する
⑥ 胃の噴門側を切離し，病巣を含んだ胸部食道と，胃上部が摘出される
⑦ できるだけ長い再建胃を得るように，大彎側胃管を作成し幽門を形成する

3）頸部リンパ節郭清
　開腹操作と並行して，鎖骨上に襟状切開を加え，胸鎖乳突筋を剥離，**反回神経**に注意しながら総頸動脈・内頸静脈の内外のリンパ節を郭清する．

4）再建操作
① 左胸鎖乳突筋の前縁から胸骨上縁へ弧状切開を加え胸骨後側に胸骨下トンネルを作成する
② 前頸筋群と胸鎖乳突筋の胸骨付着部を切断後，甲状腺をよけて気管と頸椎の間に食道を確認する．開胸操作時に切離した口側の食道断端を皮切部から外に出す
③ 大彎側胃管を胸骨下トンネル内を通して頸部の切開部位まで挙上させ，食道断端と吻合する

④ 胃瘻を作成し，減圧チューブを頸部食道に留置する．空腸には術後の栄養投与に使用する腸瘻を作成する
⑤ 頸部・胸骨下トンネル内・左横隔膜下・肝下面にドレーンを各1本留置後，閉創する

この手術ならではの麻酔の注意点

1）術前評価

術前からの低栄養による循環血液量減少，アルコール飲酒による肝機能障害，喫煙者が多いため閉塞性肺障害により呼吸機能が低下している患者も多い．

2）突然の不整脈

胸骨後再建時の心臓圧迫による不整脈や，非開胸手術では食道引き抜き時に心臓圧迫による不整脈を誘発することがある．

3）輸液量の管理

過剰輸液が呼吸機能悪化を引き起こす一方で，手術時間が長時間に及ぶことによる不感蒸泄の増加や出血により，循環血液量が不足する可能性もある．中心静脈圧を経時的に測定したり，FloTrac™を使用した一回拍出量変動（stroke volume variation：SVV）の測定を行うなどして適切な輸液管理を行う．

豆知識

Mission 術後管理にも注意しよう

食道癌は術中のみならず，術後合併症も重篤なものが多い．血胸・膿胸・乳び胸，肺炎，無気肺，急性呼吸促迫症候群（ARDS），縫合不全による縦隔炎，癒着性イレウス，唾液瘻などがある．術後挿管したままICUへ入室し，呼吸器合併症のために数日間の人工呼吸管理が必要となることがあり，通常の気管チューブへの入れ替えが必要となることが多い．その際，再建したばかりの食道への挿管を起こさぬよう十分な注意を行う．郭清による反回神経損傷による**嗄声**が起こることもある．挿管期間が1週間に及ぶ場合には気管切開を行う．

Memo 術後経過についても知っておこう

　手術症例の70％は進行癌が占めるので術後の5年生存率は30％程度で，頸部・上縦隔リンパ節への再発が多いため，術後の放射線療法や化学療法が行われることが多い．

Memo 食道癌術後患者の麻酔導入は誤嚥に注意

　胃管再建後の患者の全身麻酔の導入に際しては，cricoid pressure（輪状軟骨圧迫）の効果がなく，誤嚥の危険性が高いことが考えられる．意識下挿管も考慮する必要がある．

参考文献
1）「食道癌 診断・治療ガイドライン2012年4月版（第3版）」（日本食道学会編）金原出版，2012
2）落合武徳 ほか：消化器外科，25（7）：802-810，2002

〈飯田高史〉

第2章 各手術の流れ

2. 胸部外科

3 縦隔腫瘍切除術
- operative procedure for mediastinal tumor

> **Point**
> - 胸腺腫の頻度が最も多く，重症筋無力症を伴う場合もある
> - 前縦隔では胸骨正中切開，中・後縦隔では後側方切開を行うことが多いが，腫瘍の進展度合いや，発生部位によりさまざまである

手術体位	胸骨正中切開では仰臥位．後側方開胸では側臥位
予想手術時間	3～4時間
予想出血量	500 mL
筋弛緩	必要．胸腺腫で重症筋無力症を合併する場合は筋弛緩モニターが必須
一般的な術創	前縦隔腫瘍で胸骨正中切開．中・後縦隔腫瘍では後側方開胸

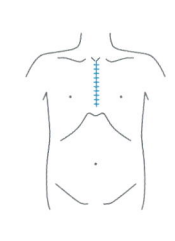

適応疾患
- **前縦隔腫瘍**：胸腺腫・胸腺癌・胚細胞性腫瘍など
- **中縦隔腫瘍**：気管支嚢胞・リンパ腫・心膜嚢胞など
- **後縦隔腫瘍**：神経原性腫瘍

術中合併症 出血，気道閉塞

一般的な麻酔法
- 全身麻酔（胸骨正中切開以外は分離肺換気）＋硬膜外麻酔（または胸部傍脊椎ブロック・肋間神経ブロック）
- Ｖ２Ａ１

手術の手順

●前縦隔腫瘍（胸腺腫における拡大胸腺摘出術の例）
① 胸骨正中線上で胸骨上窩から下に10 cm程度皮膚切開し，皮下脂肪組織・大胸筋筋膜を剝離する（**分離肺換気は必要としない**ことが多い）
② 胸骨前面を露出し，腕頭動脈を損傷しないよう注意しながら，胸骨の後面を剝離する
③ 左右の胸膜を損傷して開胸にならないように胸骨下1/4を残して正中切開を行う

④ 胸腺は周囲の脂肪組織よりもやや淡い黄色をしている．下極は横隔膜に及び，心膜面からの剥離を行う
⑤ 内胸動脈の分枝が胸腺に流入するので，これを結紮・切離する
⑥ 甲状腺の下極とつながっている，胸腺の上極を切断する
⑦ 胸腺の後面を剥離していく．左腕頭静脈に入る胸腺静脈を結紮・切離する
⑧ 切除後，胸骨はワイヤー固定し，閉創する．ドレーンを胸骨上窩から胸骨裏面に留置する

この手術ならではの麻酔の注意点

1）巨大腫瘍や周囲への浸潤の影響

巨大腫瘍による気管圧迫や浸潤がある場合には，麻酔導入後に気道が閉塞し換気困難となる場合がある．呼吸しやすい体位で自発呼吸下に挿管する．また，上大静脈，肺動脈などに浸潤している場合には，血管の再建術を同時に行うこととなり，気管からの多量の出血も予測されるので，体外循環も考慮する．**反回神経への浸潤では抜管後に声門閉鎖**が起こるので，再挿管や気管切開の可能性を念頭におく．横隔神経麻痺により無気肺を生じ，呼吸機能が悪化している場合もある．

2）重症筋無力症における筋弛緩薬投与

筋弛緩薬の作用が遷延する可能性が高いため，使用量については十分な検討が必要である．ロクロニウムはスガマデクスにより拮抗できるが，重症筋無力症における適切な投与量については明らかでないため，筋弛緩モニターを適切に使用することが推奨される．

豆知識

Memo 胸腺腫の合併症について知ろう！

・**重症筋無力症**：胸腺腫の20％程度に合併し，全例で抗アセチルコリン受容体抗体陽性である．また，症状がなくても抗体陽性の胸腺腫では胸腺全摘が勧められる

　胸腺摘出後は1年ほどかけて徐々に効果が現れるが，数％は寛解しない

- **赤芽球癆**：胸腺腫の5％程度に合併し，胸腺全摘の有効率は25〜40％
- **低ガンマグロブリン血症**：稀な合併だが気道感染を繰り返す
- **筋炎**：稀に心筋炎を合併し，CPK高値・ミオグロビン尿がみられる

Images 術前の画像所見から病変の広がりや問題点を予測しよう！

腫瘍の大きさや，気管や血管への浸潤・圧迫の有無を確認しておく．術前のCT診断や胸部X線画像から，術中のトラブルがある程度予想できる．

Memo 胸腺腫の分類と術後経過を知ろう！

WHOの病理分類と正岡臨床ステージ分類を組み合わせて行う．以下のステージ分類のうちStage Ⅳb以外は手術の対象であり，Stage Ⅰ・Ⅱは手術によってほとんど完治する．

- **正岡臨床ステージ分類**
    - Stage Ⅰ：完全に包被されている
    - Stage Ⅱ：周囲の胸腺，縦隔の脂肪組織，縦隔胸膜への浸潤
    - Stage Ⅲ：心膜・肺・大血管などの周囲臓器に浸潤
    - Stage Ⅳa：心膜播種あるいは胸膜播種
    - Stage Ⅳb：リンパ行性あるいは血行性転移

参考文献
1）「呼吸器外科学 第4版」(正岡 昭 監，藤井義敬 編)，南山堂，2009
2）「呼吸器外科手術書 第3版」(池田貞雄 ほか 著)，兼文堂，1996
3）「神経免疫疾患治療ガイドライン 重症筋無力症」(日本神経治療学会 編) http://www.jsnt.gr.jp/

〈飯田高史〉

第2章 各手術の流れ

2. 胸部外科

4 乳房切除術
・operative procedure for mammary cancer

Point
- 進行度合いで乳房温存か乳房切除かが分かれる
- 腋窩リンパ節を郭清するかどうかはセンチネルリンパ節生検で決定する
- 近年では形成外科との一期的再建術も行われる

手術体位	仰臥位で術側の腕を側方に90°外転して固定する
予想手術時間	1.5～4時間
予想出血量	100～500 mL
筋弛緩	全身麻酔単独では必要
一般的な術創	右図参照

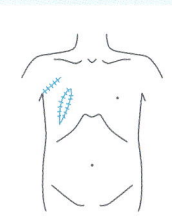

適応疾患 乳癌

術中合併症 出血

一般的な麻酔法
- 全身麻酔，全身麻酔＋胸部傍脊椎ブロック（または硬膜外麻酔）
- V 1

手術の手順

1）センチネルリンパ節生検

乳房切除前に**インジゴカルミン**や**インドシアニングリーン**のようなリンパ管に入りやすい色素を乳輪部の皮下に注入後，腋窩で染色された部位を**センチネルリンパ節**とし，生検して迅速病理診断を行う．陰性例では腋窩リンパ節郭清が省略される〈見かけ上 SpO_2 低下あり〉．

2）乳房温存術（リンパ節郭清を行う場合）

① 皮切は腫瘍縁から2 cm程度離して弧状・紡錘状に行い，乳頭を頂点とした90°の扇形に乳腺組織を切除する．C領域ではこの創から腋窩にもアプローチできる

② 腋窩に10 cm程度の横切開を入れ，リンパ節を郭清する

③ 乳腺断端の止血後，乳腺裏面を鈍的に剝離し温存乳房の形を整える．ドレーンは乳腺切除部位と腋窩に1本ずつ留置する

3）定型的乳房切除術（Halsted法）
① 皮切部位は腫瘍縁から3〜5 cm離して，乳頭を切除範囲に含めて行う．皮膚を上方に引き上げながら皮下切離する．この際，上下には鎖骨直下から腹直筋鞘上端，内外には胸骨正中線から広背筋外縁まで行う
② 大胸筋の鎖骨部を残し，上腕骨付着部で切離する
③ 小胸筋を肩甲骨烏口突起付着部より切離する．小胸筋後面に腋窩動静脈を確認し，ここから分岐する胸肩峰動静脈の胸筋枝と，外側胸動静脈を結紮・切離し腋窩内側のリンパ節を郭清する
④ 大胸筋を胸骨・第1〜6肋骨・腹直筋鞘上端で切離し，小胸筋を第3〜6肋骨より切離する
⑤ 乳房を外側に翻転し広背筋外縁で切断する
⑥ 腋窩リンパ節を外側に向けて郭清していく．その際，前鋸筋上に長胸神経を温存する
⑦ 肩甲下筋上に肩甲下動脈を確認し，末梢の胸背動静脈を結紮・切離する．伴走する胸肺神経は温存する
⑧ 側孔の空いたドレーンを皮弁の下方から腋窩に2本留置する

4）非定型的乳房切除術
大胸筋を温存するが，小胸筋を切離するPatey法，どちらの胸筋も温存するAuchincloss法がある．

この手術ならではの麻酔の注意点

●モニター，静脈ライン，体位
術後，患側上肢は浮腫をきたしやすいので静脈ラインの確保，血圧測定用カフの装着は対側上肢や下肢に行う．術側上肢は側方に90°外転させ固定するので，**上腕の神経麻痺**を起こさないように注意する．また，**長胸神経麻痺**が生じると術後，翼状肩となる．

乳癌術後の患者においても，動脈圧ライン，静脈ラインの術側上肢への留置はさけるべきである．

豆知識

Mission センチネルリンパ節生検にかかわるポイントを押さえよう！

インドシアニングリーン投与後に800〜1,000 nmの近赤外線を当てることによりセンチネルリンパ節の位置を確認する．可視化できる深度は2 cm程度である．これらの投与後には，**色素が赤色光を吸収してしまうために見かけ上の静脈血酸素飽和度が低下**する．

Memo 乳房温存療法の適応を知ろう！

Halsted法は1884年に発表された後，長い間乳癌の標準的治療とされてきたが，近年では早期乳癌に対してはより縮小したAuchincloss法が行われることが多い．乳房温存療法とは，乳房温存手術と腋窩リンパ節郭清後に残存乳房に対し放射線療法を加える相補的な療法を意味する．以下が適応基準である．
 i) 腫瘍の大きさが3.0 cm以下
 ii) 各種の画像診断で広範な乳管内進展を示す所見（マンモグラフィで広範な悪性石灰化を認めるものなど）がない
 iii) 多発病巣がない
 iv) 放射線照射が可能なもの
 v) 患者が乳房温存療法を希望する

Memo 術後経過について知ろう！

Stage IIまでなら5年生存率は90％と良好だが，10年間は再発する可能性があるため化学療法，放射線療法，ホルモン療法などを行う．

参考文献
1)『乳房温存療法ガイドライン 医療者向け―「標準的な乳房温存療法の実施要項の研究」班に基づく治療指針』(厚生労働科学研究費補助金『がん臨床研究事業』標準的な乳房温存療法の実施要項の研究班 編), 金原出版, 2005
2)「臨床・病理 乳癌取扱い規約 第17版」(日本乳癌学会 編), 金原出版, 2012

〈飯田高史〉

第2章　各手術の流れ

3. 婦人科

1　腹式子宮摘出術
- total abdominal hysterectomy

Point
- 婦人科開腹手術の基本
- 癒着や子宮付属器の形態によってはバリエーションに富む手術

手術体位	仰臥位
予想手術時間	1時間30分〜
予想出血量	少量
筋弛緩	必要
一般的な術創	右図参照

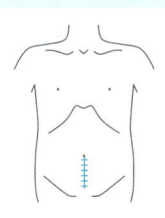

適応疾患　良性疾患（子宮筋腫，子宮腺筋症），悪性疾患（初期子宮頸癌，初期あるいは合併症を有する子宮体癌）など

術中合併症　尿管損傷，腸管損傷，出血

一般的な麻酔法
- 全身麻酔＋硬膜外麻酔（超音波ガイド下神経ブロックをすることもある）
- Ⅴ1

手術の手順

① 皮膚の消毒，覆布がけ
② 臍下正中に皮膚縦切開を加え，筋膜切開，腹直筋離解，腹膜切開を行う
③ 子宮円索の切断，結紮
④ 固有卵巣索または卵巣提索の切断，結紮
⑤ 膀胱剝離
⑥ 子宮傍組織の切断，結紮
　1）基靱帯，子宮動脈の切断・結紮
　2）仙骨子宮靱帯と基靱帯後半部の切断・結紮
　3）膀胱子宮靱帯と基靱帯前半部の切断・結紮
⑦ 子宮を上方へ牽引し，膀胱は膀胱鉤で下方に圧排して子宮腟部との境界を切開
⑧ 子宮摘出後，腟内分泌物を消毒して腟断端を縫合
⑨ 骨盤腔の止血を確認して閉腹

この手術ならではの麻酔の注意点

一般的な開腹術の麻酔に準じる

豆知識

Memo 術前の貧血補正

子宮の良性疾患，悪性疾患にかかわらず術前から貧血が認められることが多い．一方で，患者に自覚症状はなく，元気に過ごしていることがほとんどである．

しかし，術前の貧血は術後の回復を妨げる独立した因子としてあげられる．そのため，術前の貧血治療を把握しておこう．内服している薬剤〔クエン酸第一鉄ナトリウム（フェロミア®）など〕や手術直前の血液検査だけでなく継時的変化を捉えるため以前の検査結果も見ておこう．

非心臓手術において術前の貧血が重症であるほど術後30日の死亡率が上昇するとの報告がある．

しかし，慢性的に進行した貧血では臨床症状のない場合も多く，術前のヘモグロビン値，ヘマトクリット値をどこに設定するかは多くの議論がなされている．軽度の貧血があっても大量出血の可能性の低い手術では術前からの輸血をためらうこともあるだろう．

現在のところでは，術前の貧血補正は，その施設の術者，麻酔科医の考え方によることが大きいといえる

参考文献

1) Musallam, K. M., et al. : Lancet, 378 (9800) : 1396-1407, 2011
2) Zarychanski, R. & Houston, D. S. : CMAJ, 179 (4) : 333-337, 2008

〈松本　恵〉

第2章　各手術の流れ

3. 婦人科

2 腟式子宮摘出術
・vaginal total hysterectomy（VTH）

Point
・頭側からは手術進行が見えない
・出血が過小評価になりやすい

手術体位	砕石位
予想手術時間	1～2時間
予想出血量	100 mL
筋弛緩	骨盤底の弛緩は必要
一般的な術創	なし

適応疾患　子宮筋腫（推定重量500 g未満），子宮頸部上皮内癌，子宮脱など

術中合併症
・砕石位による下肢の知覚・運動神経障害，深部静脈血栓症
・出血

一般的な麻酔法
・全身麻酔＋硬膜外麻酔，硬膜外麻酔＋脊髄くも膜下麻酔＋鎮静など
・Ｖ１

手術の手順

① 外陰の消毒，覆布かけ，導尿
② 子宮腟部に双鈎鉗子をかけて牽引，輪状切開部位に20万倍アドレナリン（ボスミン）液®を注入後にメスで輪状切開
③ 前腟壁をコッヘル鉗子で前上方へ引き上げて，圧抵鉤を用いて膀胱を圧排・挙上して膀胱を剥離
④ 膀胱子宮靱帯の切断
⑤ 仙骨子宮靱帯の切断
⑥ 基靱帯の切断
⑦ 子宮動脈の結紮・切断
⑧ 膀胱子宮窩腹膜を開放，子宮を翻転脱出もしくは子宮を分割，摘出
⑨ 子宮円索，卵管，卵巣提索を結紮
⑩ 止血の確認，骨盤腹膜と腟粘膜の縫合
⑪ 膀胱留置カテーテル挿入

この手術ならではの麻酔の注意点

　術中も手術側へ回って手術進行状況や出血量を目視しよう．麻酔科医は頭側でモニターを見ているだけでは意味がない．手術進行を把握し，会陰から床へ落ちる血液量を見てカウントされなかった真の出血量を確認しよう．

　腟式の手術のため膀胱留置カテーテルは術後に挿入される．そのため術中の尿量を確認することができない．輸液は絶飲食時間や体重に合わせた維持量，出血に見合う輸液量を計算して投与しよう．

豆知識

Memo　術式の変更に対応できる麻酔準備をしよう

　稀だが，術中に子宮の下降が不良などの理由で開腹術へ変更となる場合がある．どのように麻酔を続けていくか考えよう．

　一般的な開腹術の麻酔に準じて麻酔方法を変更する必要があるかもしれない．

Memo　開腹しないのに硬膜外麻酔は必要か？

　手術自体は脊髄くも膜下麻酔のみで可能だろうと考える．鎮痛，骨盤底の弛緩も得られ，適切な鎮静が施されれば患者も術中に不安を感じずに終えられるだろう．

　しかし，手術時間が予定時間より延長した場合や開腹術へ移行した場合には対応が難しい．この場合，硬膜外麻酔があれば術後鎮痛に有効に使えるだろう．

　また，VTH麻酔を脊髄くも膜下麻酔のみで管理した麻酔科医が，翌日，執刀医から「どうしてエピ（硬膜外麻酔）しなかったの？結構，（患者が）痛がっててね」と言われたという話も身近にあり，筆者の周囲では硬膜外麻酔を行う麻酔科医がほとんどである．

　今回，VTHにおける硬膜外麻酔の有用性を調べてみたが，他麻酔方法と比較したものなどは見当たらなかった．おそらくは，施設において伝統的な麻酔管理方法で統一されているのかもしれない．

Memo　ボスミン®生食の20万倍とは？

　覚えておくことは2つ．
・ボスミン® 1 mg/1 mL/1 Aが原液1,000倍と覚えておこう
・ボスミン®の極量は5 μg/kgである

ボスミン®は化学的に合成した副腎髄質ホルモンの1,000倍液である．これを200倍希釈すると「20万倍ボスミン生食　ボスミン 1 mg/200 mL ＝ 5 μg/mL」ができる．したがって，「20万倍ボスミン（体重）mL」が極量となる．

〈松本　恵〉

第2章 各手術の流れ

3. 婦人科

3 腹腔鏡下子宮摘出術

- laparoscopically assisted vaginal hysterectomy(LAVH)
- laparoscopic hysterectomy(LH)
- total laparoscopic hysterectomy(TLH)

Point
- 子宮動脈の処置を腟式に行う腹腔鏡補助下腟式子宮全摘術(LAVH)
- 子宮動脈の処置までを腹腔鏡下に行う腹腔鏡下子宮全摘術(LH)
- すべての処置を腹腔鏡下に行う全腹腔鏡下子宮全摘術(TLH)

がある

手術体位	砕石位,気腹後は頭低位
予想手術時間	2〜3時間
予想出血量	100 mL
筋弛緩	必要
一般的な術創	右図参照

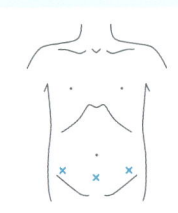

適応疾患
- LAVH,LH:子宮摘出に際し,経腟分娩の既往あり,子宮の大きさは小児頭大以下
- TLH:子宮摘出に際し,経腟的操作が困難な症例(経腟分娩歴なし,骨盤内癒着を疑わせる症例,大きな子宮)

術中合併症 尿管,膀胱,直腸などの臓器損傷,出血

一般的な麻酔法
- 全身麻酔+硬膜外麻酔
- V1(合併症によってはV2・A1の追加)

手術の手順

① 外陰,皮膚の消毒,覆布がけ
② 子宮腔内に子宮操作鉗子を挿入する
③ 臍部に小切開を加え,トロッカーを挿入し,腹腔鏡カメラで腹腔内であることを確認
④ 気腹開始,体位を頭低位
⑤ 操作用鉗子を挿入するためのトロッカーを挿入する

1)LAVH

⑥ 子宮円索,卵管,固有卵巣索を凝固・切断
⑦ 膀胱子宮窩腹膜を剝離・切断

132 ● 麻酔の前に知っておきたい 手術手順と麻酔のコツ

⑧ 腟壁に希釈したアドレナリン（ボスミン®）生食を局注，腟壁を輪状切開・剥離・挙上
⑨ 膀胱を剥離・圧排し，膀胱子宮靱帯を切断・結紮
⑩ Douglas窩を開放し，仙骨子宮靱帯を切断・結紮
⑪ 基靱帯，子宮動脈を切断・結紮
⑫ 子宮を下方に牽引しながら細切し，腹腔外へ搬出する
⑬ 経腟的に止血・腟壁縫合
⑭ 腹腔鏡下に止血・腟断端部の腹膜縫合
⑮ 腹腔内洗浄，止血確認後に水平体位に戻す
⑯ 気腹終了し，創縫合

2）LH・TLH

⑥ 尿管の同定・剥離，子宮動脈の結紮・切断
⑦ 子宮円索，卵管，固有卵巣索，基靱帯の凝固・切断
⑧ 腟管を切断
⑨ 子宮を回収
⑩ 腟管の閉鎖・縫合
⑪ 以降，LAVHの⑮⑯と同手順

この手術ならではの麻酔の注意点

p.52 第1章-3-4参照．

豆知識

Memo 開腹に比べての利点，欠点

　腹腔鏡下手術の場合，手術出血量，術後感染症が有意に少ないとの報告がある．また，入院期間や社会復帰までの期間も短く利点は多いと思われる．

　しかし，開腹手術よりも手術時間が長くなる傾向にあり，偶発合併症の発生率が高いとの報告もある．

　腹腔鏡下手術の合併症のために，後日，開腹手術になることもありえるのである．

参考文献
1) Johnson, N., et al. : Cochrane Database Syst Rev, (1) : CD003677, 2005
2) Garry, R., et al. : Health Technol Assess, 8 (26) : 1-154, 2004

〈松本　恵〉

第2章 各手術の流れ
3. 婦人科

4 腹腔鏡下子宮筋腫核出術
- laparoscopic myomectomy (LM)
- laparoscopically assisted myomectomy (LAM)

Point
- すべての工程を腹腔鏡下で行うもの（LM）
- いずれかの工程を恥骨上の小切開創からハンドアシストで行う（LAM）

手術体位	砕石位，気腹後は頭低位
予想手術時間	3〜4時間
予想出血量	200 mL〜輸血準備
筋弛緩	必要
一般的な術創	右図参照

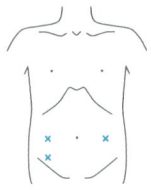

適応疾患 臨床症状を有し，かつ子宮温存の希望のある子宮筋腫（大きさ，個数，位置，変性の有無，癒着の程度でLM，LAMに分けられる）

術中合併症 尿管，膀胱，直腸などの臓器損傷，出血（特に頸部筋腫や大きな筋腫，多発筋腫）

一般的な麻酔法
- 全身麻酔＋硬膜外麻酔
- Ｖ１（合併症によってはＶ２・Ａ１の追加）

手術の手順
① 外陰，皮膚の消毒，覆布がけ
② 臍部に小切開を加え，トロッカーを挿入し，腹腔鏡カメラで腹腔内であることを確認
③ 気腹開始，体位を頭低位
④ 操作用鉗子を挿入するためのトロッカーを挿入
⑤ 子宮壁へ100倍希釈バソプレシンや50万〜100万倍希釈アドレナリン注入
⑥ 子宮筋層の切開
⑦ 筋腫核の剥離，摘出
⑧ 子宮壁の縫合
⑨ 筋腫核の細切，搬出（電動式モルセレーターの使用やDouglas窩を開放して筋腫を搬出する方法もある）

⑩ 腹腔内の洗浄，止血し，癒着防止処置（セプラフィルム® などを貼付）
⑪ 気腹終了し，水平体位に戻す
⑫ 創縫合

この手術ならではの麻酔の注意点

p.52第1章-3-4参照．

豆知識

Memo 子宮筋腫の種類と個数

筋腫の部位では，漿膜下，筋層内，粘膜下，頸部，靱帯内のいずれの部位も適応となる．ただし，粘膜下筋腫に関しては，有茎性や茎の細い5 cm程度以下のものは子宮鏡による経頸管的切除が優先される．

また，筋腫核出数が多くなれば手術難易度も上がり，出血量が増加する可能性が高い．頸部筋腫は近傍に尿管や子宮動脈が存在するため臓器損傷の可能性とともに骨盤側の結合織からの出血量が増加する可能性が高くなる．

Memo バソプレシンの局所注入

バソプレシンを局所注入することで出血量を軽減することができる．しかし，局所注入により重篤な合併症の報告もある．バソプレシンの血管内誤注入により重度の低血圧，局所注入であっても徐脈や房室ブロック，肺水腫を生じた症例が報告されている．また，バソプレシン投与禁忌である症例，例えば，心不全，喘息，片頭痛，てんかんなども術前診察でみておこう．

Memo 独特の手術手技に伴う合併症

筋腫核の細切，搬出には電動式モルセレーターが用いられることが多い．回転する刃によって組織や大血管損傷の報告例もある[1]．腹腔鏡下で大出血が起こった場合は緊急で開腹術へ移行する．麻酔管理上も静脈ラインや動脈ラインの追加，輸血の準備など人手を要することが多い．まずは，人を集めて助けを求めよう．

参考文献
1) 岡本真知 ほか：日産婦関東連会誌，47：123-126，2010
2) Nezhat, F., et al.：J Am Assoc Gynecol Laparosc, 2 (1)：83-86, 1994
3) Tulandi, T., et al.：Fertil Steril, 66 (3)：478-480, 1996

〈松本　恵〉

第2章 各手術の流れ
3. 婦人科

5 腹腔鏡下卵巣腫瘍摘出術
- laparoscopic ovarian tumorectomy

Point
- 極度の骨盤高位となる手術
- 切開創が臍部のみのポート孔1カ所で行う単孔式内視鏡手術が注目を集めている

手術体位	砕石位,骨盤高位
予想手術時間	1〜3時間
予想出血量	通常少量
筋弛緩	必要:気腹中のバッキング予防
一般的な術創	右図参照

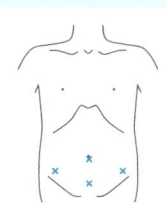

適応疾患 卵巣良性腫瘍(悪性が疑われる場合でも,まずは腹腔鏡下で迅速診断をする場合もある),卵巣囊腫茎捻転,卵巣囊腫破裂・出血

術中合併症 気腹に伴う合併症,出血

一般的な麻酔法
- 全身麻酔(+硬膜外麻酔やエコー下神経ブロック)
- V1

手術の手順

① 皮膚の消毒
② 臍下部に小切開を加え,オープン法,クローズド法もしくはダイレクト法で腹腔内にトロッカーを挿入(Memo参照)
③ 腹腔鏡カメラを挿入し,腹腔内であることを確認
④ 気腹の開始
⑤ 体位を骨盤高位とし,ベッドを適切な位置まで下げる〈体位変換に注意〉
⑥ 必要であれば,腹腔鏡観察下で他の場所にトロッカーポートを挿入する(2,3カ所)
⑦ 必要に応じ,癒着剝離,囊腫内容液を吸引
⑧ 体内法,体外法で卵巣囊腫を摘出する
⑨ 卵巣切除断端を縫合する
⑩ 腹腔内を洗浄,止血し,閉創する

この手術ならではの麻酔の注意点

●骨盤高位

骨盤内の腸管を上腹部へ移動させるために行う．急激に体位変換を行う際には，循環動態の変動も著しいので注意．また，腹腔鏡手術と骨盤高位で横隔膜の頭位への移動を伴い，**片肺換気**となる可能性もある．

豆知識

Memo 気腹法の種類は？

- **オープン法**：直視下に腹壁を切開し，腹腔内に到達してから第一トロッカーを挿入する方法．消化器や血管などの臓器損傷を避けて確実に腹腔内に到達でき，合併症は少ない．しかし，癒着や，極端な肥満症や広範囲の癒着を疑う症例には注意が必要．また，他の方法と比べ時間がかかる
- **クローズド法**：腹壁を十分に保持・挙上した状態で，気腹針を腹腔内に穿刺挿入して気腹をしてから第一トロッカーを穿刺する方法．盲目的な操作でもあるため，穿刺による皮下気腫や腸管や血管の損傷，またそれによるガス塞栓などの可能性もある
- **ダイレクト法**：腹壁を十分に保持・挙上した状態で，トロッカーを腹腔内へ穿刺挿入し，腹腔鏡で確認後気腹する方法．迅速であるが，他の方法に比べ臓器損傷のリスクがある

Mission 末梢神経ブロックを活用しよう

近年，腹腔鏡下手術において，全身麻酔に加え末梢神経ブロックを施行する施設が増えてきている．末梢神経ブロックは，硬膜外麻酔と比べ容易に行うことができ，超音波装置の発展とともに安全・確実に施行できるようになった．腹横筋膜面ブロック (transversus abdominis plane block：TAP block) は，脊髄神経前肢を遮断することにより体性痛を遮断する方法である．穿刺方法や投与する薬液の量にもよるが，Th10～L1（後方TAPの場合）の範囲をブロックするため，創部が下腹部である本手術においてよい適応と考えられる．

参考文献

1) 平野浩紀 ほか：現代産婦人科, 59 (2)：187-190, 2010
2) 吉田仁秋 ほか：産婦人科治療, 74 (5)：767-776, 1997
3) 「周術期超音波ガイド下神経ブロック」(佐倉伸一 編), 真興交易, 2011
4) 伊熊健一郎 ほか：日本産科婦人科内視鏡学会雑誌, 11 (1)：136-141, 1995
5) 上嶋浩順：LiSA, 19 (7)：744-748, 2012

〈宮下佳子〉

第2章 各手術の流れ
3. 婦人科

6 子宮頸部円錐切除術
· cervical conization

Point
- 子宮温存，妊孕性温存治療（子宮頸部の多くの部分と子宮体部は温存されるので，子宮を摘出する手術と異なり術後に妊娠することが可能）
- 診断的適応と治療的適応に大別される
- コールドナイフ，レーザー，高周波電流，超音波メス，ループ式電気外科円錐切除術（loop electrosurgical excision procedure：LEEP）などの方法がある

手術体位	砕石位
予想手術時間	15〜30分
予想出血量	少量（妊娠中では出血量が増加する）
筋弛緩	必要なし
一般的な術創	なし（腟からのアプローチ）

適応疾患 頸部初期病変の診断確定，治療的適応として高度異形成，上皮内癌，微小扁平上皮癌の一部

術中合併症 出血

一般的な麻酔法
- 静脈麻酔，全身麻酔，脊髄くも膜下麻酔
- 麻酔科管理，各科麻酔で施行する場合など，施設により変わる
- Ⅴ1

手術の手順 レーザー法
① 砕石位をとる〈血圧の変動に注意〉
② 腟鏡をかけ，腟内を消毒する
③ 子宮腟部を染色し，移行帯の範囲を確認する
④ 子宮腟部に糸をかけ，子宮動脈枝血流遮断とともに，牽引して子宮腟部を前方に展開する
⑤ 全周移行帯から幅をもって切除範囲を決める
⑥ 子宮頸部を円錐型に切除する
⑦ 断端部位をレーザーで蒸散する
⑧ 止血確認し，終了

この手術ならではの麻酔の注意点

患者の状態（非妊婦，妊婦）や，施設や手術使用機器，手術内容により麻酔の方法も変わるので，術者とコミュニケーションを取り麻酔計画を立てよう．

豆知識

Memo レーザーによる円錐切除術

レーザー円錐切除術は，コールドナイフ法に代わり現在広く行われている方法である[2]．CO_2レーザー，KTPレーザー，YAGレーザーなどが多く用いられている．レーザーを用いた円錐切除は，切開と凝固・止血能に優れており，また切除後に蒸散を加えることが可能である．

レーザーは，熱作用と集光作用により，**網膜や角膜に損傷を引き起こす危険性**があり，使用する際に眼の安全性を確保することが大切となる．レーザーを使用する手術では，保護眼鏡の着用を忘れないように，また，手術室にむやみに入室しないように心がけよう．

Memo 初期腺癌の場合は？

子宮頸癌の多くは扁平上皮癌であるが，近年腺癌の占める割合が増加している．腺癌の場合，癌の間質浸潤の有無などの評価が困難である場合が多く，扁平上皮病変と同じ取り扱いは難しい．腺上皮病変ではskip lesion（飛び越し病変）があり，0期腺癌で円錐切除術の断端陰性であっても残存子宮側に病変遺残がありうる．微小浸潤腺癌では，正確な診断のために円錐切除術が行われることが多く，浸潤が浅い場合（ⅠA期）で切除断端が陰性，さらに妊孕性温存希望の有無などを考慮して治療が行われる．

参考文献

1) 久布白兼行 ほか：日レ医誌（JJSLSM），31 (4)：394-399, 2011
2) 植田多恵子：産科と婦人科，77 (4)：373-377, 2010
3) 「子宮頸癌治療ガイドライン 2011年版」（日本婦人科腫瘍学会 編），金原出版，2011
4) 柳光寛仁 ほか：日レ医誌（JJSLSM），21 (1)：63-71, 2000
5) 藤井多久磨：産科と婦人科，78 (3)：332-336, 2011
6) 松本浩範 ほか：産科と婦人科，77 (4)：380-384, 2010
7) 久布白兼行 ほか：産科と婦人科，77 (4)：385-390, 2010
8) 「子宮頸癌取扱い規約（第3版）」（日本産科婦人科学会ほか 編），金原出版，2012

〈宮下佳子〉

第2章 各手術の流れ
3. 婦人科

7 体外受精
- *in vitro* fertilisation (IVF)

> **Point**
> - 麻酔科医が関与する生殖補助技術の1過程
> - 保険診療ではないため医療費の10割が患者負担となる

手術体位	砕石位
予想手術時間	5〜10分
予想出血量	ごくごく少量
筋弛緩	基本的に不必要
一般的な術創	腟内に穿刺による傷がつくのみ

適応疾患 不妊症,抗癌剤の使用などで卵子に悪影響が予想されるため,治療前に卵子の保存を希望される方

術中合併症 特になし.ごくごく稀に膀胱,尿管穿刺や腹腔内出血など

一般的な麻酔法 外来で行う場合:局所浸潤麻酔〔腟円蓋部へリドカイン(キシロカイン®)の局注〕

手術室で行う場合:静脈麻酔,脊髄くも膜下麻酔

手術の手順

卵胞の成熟を促すために卵胞刺激の薬剤投与がされている→hCG注射後約36時間で採卵するべき→**採卵時間は変更できない**

① 全身麻酔または脊髄くも膜下麻酔の効果を確認〈血圧低下に注意〉
② 砕石位にする
③ 下腹部から下腿部,臀部への消毒
④ 腟内の消毒,覆布がけ
⑤ 導尿(膀胱内を空にするため)
⑥ 経腟超音波検査
⑦ 超音波ガイド下穿刺(経腟的に卵巣へ穿刺),卵細胞回収
⑧ 腟内の出血の有無を確認して終了

この手術ならではの麻酔の注意点

- 麻酔薬の卵細胞への影響は少ないと考えられているがゼロではない→「豆知識」参照

- 高度な不妊治療は自由診療→保険はきかないので10割負担→もちろん麻酔料金も10割負担→「豆知識」参照
- 基本的に元気な若い女性が患者となる．術前合併症はないことが多い．だからこそ麻酔でのトラブルはできうる限り避ける

豆知識

Memo 本当にその薬大丈夫!? 麻酔薬の卵細胞への影響

全身麻酔下でIVFを行った場合，母体に投与された麻酔薬は卵細胞へ到達しないのだろうか？ リドカインによる局所麻酔は卵胞液中の濃度測定などの報告があり，**比較的安全とされている**[1]．全身麻酔薬については妊娠に悪影響を及ぼすような報告もあればそれを否定する報告もあるため，一定の見解が出ていない．2006年に報告されたReviewではプロポフォールやミダゾラムを使った鎮静や，局所麻酔薬単独といったさまざまな麻酔方法を比べたが，鎮痛にも妊娠率にも優れた麻酔方法は明らかになっていない[2]．以上より，絶対大丈夫という麻酔方法はないが，麻酔薬に卵細胞が曝露される時間は超短時間であり，影響は少ないと考えられ，金銭的な問題や，入院の必要性など社会的な要因に応じていろいろな方法で麻酔が行われている．

Memo やっぱり大事．お金のこと～IVF時の麻酔料金～

不妊治療（特に高度生殖医療）は，「病気の治療」として認められていないため，**健康保険が使えない**．そのため医療費は患者の全額自己負担である．全身麻酔は通常の場合保険点数が6,100点となるので61,000円の麻酔料金となる．それに比べ脊髄くも膜下麻酔は850点で8,500円．局所麻酔だと請求はされない．これらは健康保険に則った場合で，自由診療時の麻酔は自由に料金を設定することができる．麻酔方法の選択に金銭的な条件がかかわってくるが，近年，不妊治療に補助金を出している自治体も増えてきており，以前より全身麻酔を希望される患者さんが増えている．

参考文献
1) 山野修司, 苛原 稔：採卵．「生殖医療ガイドブック2010」(日本生殖医学会編), pp.230-235, 金原出版, 2005
2) Kwan, I., et al.：Hum Reprod, 21 (7)：1672-1679, 2006

〈小野寺美子〉

第2章 各手術の流れ

3. 婦人科

8 広汎子宮全摘術
・extended hysterectomy, radical hysterectomy

> **Point**
> ・長時間手術になることが多い
> ・出血量が増えることが多い

手術体位	仰臥位
予想手術時間	5～8時間
予想出血量	500 mL～輸血準備
筋弛緩	必要
一般的な術創	右図参照

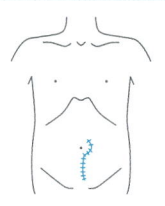

適応疾患　浸潤子宮頸癌，子宮体癌

術中合併症　膀胱，直腸などの臓器損傷，出血など

一般的な麻酔法
・全身麻酔＋硬膜外麻酔
・V2A1

手術の手順

① 皮膚の消毒，覆布がけ
② 開腹
③ 骨盤リンパ節の郭清
　1）外大腿上リンパ節，内大腿リンパ節
　2）閉鎖リンパ節
　3）外腸骨，総リンパ節
　4）内腸骨リンパ節
④ 子宮動脈の同定，切断
⑤ 尿管の剝離
⑥ 基靱帯を露出させ，基靱帯リンパ節郭清，基靱帯の切断
⑦ Douglas窩腹膜の切開
⑧ 仙骨子宮靱帯，直腸腟靱帯の切断
⑨ 子宮動脈断端を挙上，尿管と子宮動脈を分離
⑩ 膀胱子宮靱帯（前・後層）の切断
⑪ 傍腟結合織の切断

⑫ 腟切断，ポビドンヨード（イソジン®）で腟断端を消毒しイソジン®ガーゼを腟断端に挿入
⑬ 子宮摘出，断端の閉鎖
⑭ 後腹膜の縫合，閉鎖
⑮ 洗浄，閉腹

この手術ならではの麻酔の注意点

　術前に両側尿管カテーテル留置や中心静脈路が確保されていることが多い．中心静脈路は麻酔管理中も使用できるか，挿入部位やカテーテルの種類を確認しておこう．

　一般的には，輸血に使用できる末梢静脈路や動脈ラインも必要とされる．事前にどの部位からラインを確保するかを決めておこう．

豆知識

Memo 体温管理

　この手術において問題となることは，長時間手術と出血だろう．この両方によって術中に体温が低下することが多い．

　体温測定は測定部位によって，鼓膜温，食道温，咽頭温，口腔温，直腸温，膀胱温，皮膚温などがあげられる．術中によく使用されるのは鼓膜温，直腸温，膀胱温が多い．

　この手術においては，開腹による骨盤内の操作のため直腸温，膀胱温ともに外気温の影響を受けやすい．そのため鼓膜温や食道温を併用して体温管理を行う．しかし，食道温は食道静脈瘤のある患者では禁忌である．

　術前，薄い術衣のみの患者は体温調節性末梢血管収縮反応が生じて，体幹中枢部分に熱が分布しており，末梢との温度格差が大きくなっている．しかし，術中は麻酔薬の血管に対する影響のため末梢血管の拡張が生じて中枢部分から末梢部分への熱の再分布が生じる．そのため，再分布性低体温と呼ばれる体温の低下がみられる．同様に，硬膜外麻酔の影響も生じて，熱の末梢への再分布が生じている．

　低体温は覚醒後の悪寒，シバリングの原因となる．シバリングにより，頻脈，酸素消費量の増加，創部の疼痛などさまざまな悪影響を引き起こす．

　長時間手術後に患者を穏やかに麻酔から覚醒，帰室させるには体温管理は必要不可欠である．

Memo 術者「インジゴ１Ａお願いします」

　手術の終盤に術者からインジゴカルミン 20 mg/ 5 mL/ 1 A経静脈投与をお願いされることがある．青色の薬剤が尿中に排泄されるため膀胱留置カテーテルの青色尿を確認しよう．

　稀な合併症であるが尿管損傷があれば腹腔内に青色尿が漏れ，尿管切断（両側！）していれば青色の尿は確認できない．青色の尿がバッグの中に確認できるかどうかを術者にフィードバックしよう．

　インジゴカルミンの作用で一過性の血圧上昇が認められるが，麻酔を深くしたり，降圧薬を投与するなどの対応を考えておこう．一過性なので多くは経過観察で対応できる．

〈松本　恵〉

コラム❹ 挿管状態の患者の搬送

挿管状態の患者搬送で気管チューブの事故抜去が起こると致命的なアクシデントにつながる．ベッドと自分の体を一体化させ，気道を死守しながら患者状態をモニタリングすることだけに専念しよう．

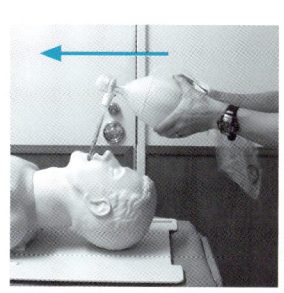

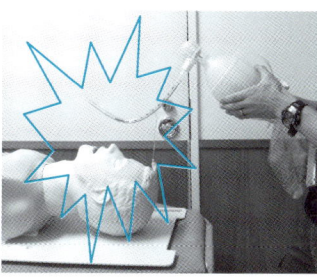

【ダメな例】ベッドと体が離れると事故抜管が起こる！
左：そもそもベッドの進み具合によりチューブの深さが変わりトラブルの元．
右：事故抜管は死亡事故につながるアクシデントになる

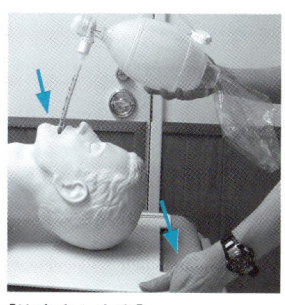

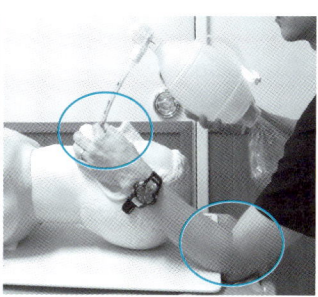

【注意点と実際】
左：チューブの深さが変わる搬送は×．ベッドに触れている程度では事故は防げない．
右：【鉄則】気道管理者はベッドを押すことはしない（十分な人員を確保する）．チューブを口角で保持し，深さの変化を防ぐことで，安心して全体を見回せる．ひじをベッドにつけ体重をかけることで，ベッドと搬送者が一体化できる

〈鈴木昭広〉

第2章 各手術の流れ
4. 産科

1 頸管縫縮術
· cervical cerclage

Point
- 縫縮する部位により，McDonald法とShirodkar法がある
- 予防的頸管縫縮術と，治療的頸管縫縮術がある

手術体位	砕石位（場合により骨盤高位も）
予想手術時間	15～60分
予想出血量	通常は少量
筋弛緩	脊髄くも膜下麻酔で骨盤底筋群の十分な弛緩を得る
一般的な術創	会陰部（子宮頸部）

適応疾患 子宮頸管無力症，妊娠中期の流・早産の既往，円錐切除後など

術中合併症 子宮収縮，破水，膀胱損傷

一般的な麻酔法
- 脊髄くも膜下麻酔
- Ｖ１

手術の手順

1) McDonald法[1]
① 腟鏡にて腟を伸展し，消毒薬綿球で腟内を消毒
② 子宮腟部を2カ所鉗子で把持し，その間の子宮腟部を伸展させ，縫合針を刺入
③ 子宮頸部に全周性に縫縮糸を運針し，結紮・縫縮する
④ 腟内消毒，膀胱内にバルーンカテーテルを留置

2) Shirodkar法[2]
① 腟鏡にて腟を伸展し，消毒薬綿球で腟内を消毒
② 子宮腟部を鉗子で把持し，子宮腟部前唇をメスで横切開する
③ 膀胱を子宮より十分に剝離する
④ ナイロン糸，テフロンテープなど使用し，子宮頸管を一周させ，結紮する
⑤ 子宮口が閉鎖していることを確認し，腟壁切開創を縫合する
⑥ 腟内消毒，膀胱内にバルーンカテーテルを留置

この手術ならではの麻酔の注意点

- 胎児への薬剤移行を考慮し,一般的に脊髄くも膜下麻酔を使用するが,**低血圧の発生に注意する**
- 胎胞形成症例では,胎胞の還納を目的として強度のTrendelenburg体位をとることもあり,麻酔高が上昇しすぎないか適宜チェックする

豆知識

Memo 頸管無力症の定義

妊娠16週頃以降にみられる習慣流早産の原因の1つ.外出血や子宮収縮などの切迫流早産徴候を自覚しないにもかかわらず,子宮口が開大し胎胞が形成されてくる状態.既往妊娠時に受けた陳旧性頸管裂傷や,先天的な軟部組織の異常が原因と考えられる.

Memo McDonald法とShirodkar法の選択

頸管無力症に対する頸管縫縮術は,内子宮口に近い位置で結紮するほど有効であり,膀胱を剥離しより高い位置で結紮手技を行うShirodkar法の方が有効とされているが[3],その一方で有意差を認めないという報告もある.どの術式を選択するかは術者に委ねられている.

Memo 頸管縫縮術の時期は?

予防的頸管縫縮術は,流産のリスクが比較的高く胎児奇形が否定できない妊娠初期に縫縮術を施行するには問題があること,また頸管無力症の好発時期以前での施行が望ましいことにより,妊娠12週以降のなるべく早期に行う,とされている.治療的頸管縫縮術は,診断がなされた段階で実施する.ただし,原則として妊娠26週以降は手術に伴う合併症や新生児予後を考慮し,手術は行わない,としている.

参考文献
1) 松本直,石本人士:産科と婦人科,78(2):141-148,2011
2) 大槻克文 ほか:産科と婦人科,78(3):267-276,2011
3) 有澤正義:産科と婦人科,63(7):955-958,1996

〈宮下佳子〉

第2章 各手術の流れ

4. 産科

2 子宮内容除去術
・uterine curettage

Point ・胎盤鉗子法（dilatation and curettage：D&C）と，吸引法がある

手術体位	砕石位
予想手術時間	10〜15分
予想出血量	少量（胞状奇胎の場合，多くなる場合もある）
筋弛緩	必要なし
一般的な術創	なし（腟からのアプローチ）

適応疾患
流産，胞状奇胎，人工妊娠中絶，胎盤遺残など

術中合併症
子宮頸管損傷，子宮体部穿孔，出血

一般的な麻酔法
- 静脈麻酔〔チオペンタール，プロポフォール，NLA変法（ペンタゾシン，ジアゼパム）など〕
- 麻酔科管理，各科麻酔で施行する場合など，施設により変わる
- Ｖ１

手術の手順　D&C

① 術前に子宮頸管拡張器（ラミナリア桿，ダイラパンS，ラミセルなど）を用いて緩徐に子宮頸管拡張を行っておく（子宮頸管緩徐拡開法）
② 砕石位をとる
③ 腟を消毒し，腟鏡で開大する
④ 子宮頸管拡張器を抜去する
⑤ 子宮腟部前唇を塚原鉗子で把持，牽引する
⑥ 子宮ゾンデで子宮の位置，内腔を確認する
⑦ 頸管拡張器で，胎盤鉗子が無理なく挿入できるように拡張する（子宮頸管急速拡開法）
⑧ 胎盤鉗子で子宮内容物を把持し，搔爬する
⑨ キュレットで子宮腔全周にわたって搔爬し，遺残がないことを確認する

⑩ 子宮収縮剤投与〈緩徐に〉，止血を確認する

◎ この手術ならではの麻酔の注意点 ◎

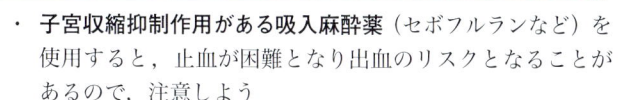

- **子宮収縮抑制作用がある吸入麻酔薬（セボフルランなど）を**使用すると，止血が困難となり出血のリスクとなることがあるので，注意しよう
- 麻酔が浅いと子宮内操作時に身体が動いてしまい，子宮穿孔のリスクとなる．麻酔が深いと自発呼吸が弱くなったり消えたりするので，適宜マスク換気で補助，もしくは気道確保を考慮しよう
- 日帰り，もしくは1泊で行う手術であるが，術前の禁飲食の確認や，思わぬ出血などに対応できる準備をしておこう

豆知識

Memo 吸引法

子宮カニューレと吸引器を用いる方法．D＆Cの胎盤鉗子と同様に吸引器を挿入し，子宮底部に当たったことを確認したあと回転させながら子宮全周にわたって吸引する．D＆Cと比べ子宮損傷などの合併症が少なく，海外では吸引法が主流となってきているが，日本ではまだD＆Cが一般的である[2]．

Memo 超音波装置を活用しよう

超音波ガイド下で子宮の位置，子宮内容を確認しながら手技を行うことで，安全かつ再処置の可能性が少ないとの報告もあり，超音波装置を活用する術者もいる．

Mission 合併症に対応しよう

子宮頸管損傷，子宮体部穿孔では，通常より出血が多いことでも発見される．症状が進むと発熱を伴い，腹部膨満，悪心嘔吐，腹膜刺激症状からショックに至る可能性がある．開腹手術へ移行する場合もあるので，術中は出血量に目を配り，全身麻酔の準備や輸血のオーダーなど，適宜対応しよう．

参考文献
1) 仲村三千代, 岡村州博:日産婦会誌, 60 (1):N-12-N-14, 2008
2) 大浦訓章 ほか:産科と婦人科, 78 (1):1-11, 2011

〈宮下佳子〉

第2章 各手術の流れ

4. 産科

3 帝王切開術
・cesarean section

Point
- 区域麻酔が第一選択
- 母体，胎児と2人分の安全を確保する麻酔管理が必要

手術体位	仰臥位
予想手術時間	30分〜1時間程度
予想出血量	1,000〜1,500 mL（羊水込み）
筋弛緩	必要（腹部）
一般的な術創	下腹部 横切開（術野の十分な確保のために，正中切開の場合もある）

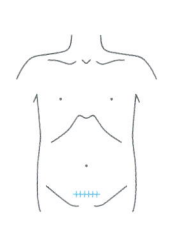

適応疾患 分娩停止，児頭骨盤不均衡，骨盤位（胎位異常），子宮手術の既往，妊娠高血圧症候群，胎児機能不全，前置胎盤，常位胎盤早期剥離，子宮破裂など

術中合併症 低血圧（仰臥位低血圧症候群や，区域麻酔による），出血，羊水塞栓など

一般的な麻酔法
- 脊髄くも膜下麻酔，硬膜外麻酔併用脊髄くも膜下麻酔
- V1（前置胎盤，常位胎盤早期剥離，子宮破裂など，出血が予想される手術であればV2）

手術の手順 横切開

① 皮膚の消毒
② 恥骨結合上縁上方2〜3 cm上で皮膚割線に沿って切開する
③ 腹直筋膜と腹直筋を剥離する
④ 腹直筋を左右に展開し，腹膜を切開する
⑤ 鞍状鉤や膀胱圧抵鉤などを用い，子宮切開部を十分に展開する
⑥ 子宮下部をメスで横切開し，切開創を開大する
⑦ 卵膜を穿破し，児を娩出する〈子宮収縮薬投与〉
⑧ 胎盤を娩出し，適宜止血を確認し，子宮筋，腹膜，腹壁を縫合する

⑨ 腟鏡で子宮口の状態や悪露の流出，異常出血の有無を確認する

この手術ならではの麻酔の注意点

- 挿管困難や誤嚥性肺炎のリスクがあるため，基本的には区域麻酔を第一選択とする
- 子宮血流は母体血圧に依存し，血圧が下がれば胎児への酸素供給が不足するおそれがあるため，低血圧に注意する．昇圧薬（エフェドリン，フェニレフリン）は必ず準備しておこう
- 目指す麻酔高が第4胸髄レベルと高位であるため，低血圧の予防，対策（**子宮左方転位**など）が必須である

豆知識

Memo 子宮収縮薬投与のタイミング，子宮収縮薬の副作用

子宮収縮薬投与のタイミングは，必ず児が娩出した後（臍帯クランプ後）とする．

子宮収縮薬の選択は施設により異なる．オキシトシンには強い血管拡張作用があるので，低血圧，頻脈に注意する．特に，出血のために循環血液量が不足しているときには血圧低下に留意する．嘔気もしばしば認められ，心電図上のST変化をきたすこともある．副作用は容量依存性に増加することが多い．一方，メチルエルゴメトリンは血圧上昇作用があり，嘔気・嘔吐を起こしやすい．時に冠動脈攣縮を起こす．プロスタグランジンF2αは，気管支を収縮させ気道抵抗を増加させるため，気管支喘息またはその既往歴のある患者には使用しない．いずれの薬剤も緩徐に投与し，急速静注は避けよう．

Memo 昇圧薬の選択は？

エフェドリンは長年，帝王切開術における第一選択の昇圧薬とされてきたが，この数年でフェニレフリンを選択する麻酔科医も増えてきた．この理由の1つとして，エフェドリンを用いるとフェニレフリンと比べ臍帯動脈血（umbilical artery：UA）pHが低下するという研究結果が発表されたからである．現段階では，合併症のない母児においては，エフェドリンもフェニレフリンも帝王切開術のための脊髄くも膜下麻酔による低血圧に対して安全に用いることができると考えられており，状況に応じ2つの昇圧薬の長所と短所，

その特徴を踏まえ，選択しよう．

Mission 子宮左方転位を行おう！

仰臥位低血圧症候群の基本病態は，妊娠子宮により下大静脈が圧迫され，静脈還流が減少するために起こるとされている．子宮左方転位をすることで大動脈や下大静脈の圧迫を軽減できるため，ベッドを左に傾けたり，用手的に子宮を左方に転位したり，枕を右側の腰の下に入れるなどして低血圧を予防しよう．

Mission APGARスコアを付けよう！

新生児の分娩後の状態の評価法．1952年，米国の麻酔学者であるVirginia Apgarが提唱し，その後全世界に広く普及した．

評価項目には，循環系の指標になる心拍数，呼吸状態，皮膚色と，中枢神経系の指標となる筋緊張，刺激に対する反応の5つの評価基準があり，0点から2点の3段階で点数付けをし，合計点で判定する．児分娩後，1分値，5分値で点数を付け，評価する．帝王切開の時に，小児科医，助産師がいるときでも，一緒にAPGARスコアを付けて，児の評価をしよう．

APGARスコア

点数	0	1	2
心拍数	なし	<100	100≦
呼吸状態	自発呼吸なし	不規則な呼吸/弱い泣き声	規則的な呼吸/強い泣き声
皮膚色	全身チアノーゼ	末梢チアノーゼ	全身ピンク
筋緊張	だらんとしている	四肢を軽く曲げる	四肢を活発に動かす
刺激に対する反応	反応なし	顔をしかめる	強く泣く

参考文献
1) 正岡直樹：産科と婦人科，78 (10)：1171-1177, 2011
2) 矢沢珪二郎：産科と婦人科，79 (2)：226-227, 2012
3)「周産期麻酔」(奥富俊之，照井克生 編)，克誠堂出版，2012

〈宮下佳子〉

コラム❺ ガス配管のパイピングは必ず習得しよう

　麻酔器は医療ガス配管に接続することで酸素や空気，亜酸化窒素（笑気）ガスを使うことが可能になる．昨今は臨床工学技士が麻酔器のメンテナンスを行う施設も増えているようだが，ガスの配管の接続は自分で実施し，必ず覚えておこう．

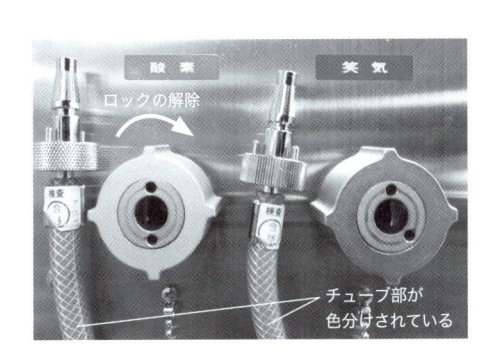

　医療ガスは間違えにくいように色分けされ（カラーコーディング）誤接続を防ぐための工夫がある．写真はピンインデックス方式と呼ばれ，ホース先端のピンと接続孔が一致しなければ接続できない（類似の安全機構にシュレーダー方式といってホースの口金の口径が異なるものもある）．酸素と亜酸化窒素の取り違えは死亡事故につながるからこその工夫である．自施設の接続方式を確認しておこう．

　なお，ホースを接続する際には先端を押し込むだけではだめで，**接続孔周囲のリング，あるいはボタンなどのロックを解除しながら挿入する**．挿入後はホースを引っ張ってみて抜けないことを確認しよう．

　また，ホースを抜く際にも，**ロックだけを解除するとホース先端がガス配管の圧で射出され，顔面や眼球を損傷する**危険がある．**必ず両手を使い，ロック解除とホースの保持は左右それぞれで行うこと**．

〈鈴木昭広〉

第2章 各手術の流れ

5. 血管外科

1 下肢静脈瘤手術
・varicose vein surgery

Point
- 原因により，一次性下肢静脈瘤と，二次性下肢静脈瘤に大別される
- 伏在型，側枝型，網目状型，くもの巣状型に分類される
- 治療は，ストリッピング手術，高位結紮術，硬化療法，レーザー焼灼術などいろいろあるため，麻酔法もそれに応じさまざまである

手術体位	仰臥位（小伏在静脈系のみの場合は腹臥位となることもある）
予想手術時間	1～2時間
予想出血量	少量
筋弛緩	必要なし
一般的な術創	ストリッピング術：患側の鼠径部，膝内側

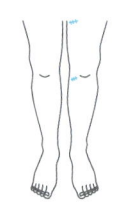

適応疾患 伏在静脈瘤（ストリッピング術）

術中合併症 出血

一般的な麻酔法
- 全身麻酔，脊髄くも膜下麻酔，硬膜外麻酔，末梢神経ブロック，静脈麻酔，局所麻酔など，施設によりさまざま
- 近年，TLA麻酔下で手術を施行する施設もある
- V 1

手術の手順 ストリッピング術

① 術前にマーキングをしておく
② 下肢を消毒する
③ 鼠径部に約1 cmの皮膚切開をおき，分枝処理を行う
④ 足部方向へ内翻式ストリッピングワイヤーを挿入する
⑤ 膝下の3～5 mm程度の皮膚切開部からワイヤーを出す
⑥ 静脈とワイヤーを結び，ワイヤーを引き抜く〈最も鎮痛が必要〉
⑦ 閉創

この手術ならではの麻酔の注意点

　日帰り手術では，脊髄くも膜下麻酔，硬膜外麻酔の使用は避ける．

豆知識

Memo　TLA麻酔（tumescent local anesthesia）[3]

　低濃度大量浸潤麻酔．主に美容外科，皮膚科領域において使用するために開発された麻酔法で，0.1％程度の低濃度のリドカイン製剤を主成分とした局所麻酔薬を大量に皮下に注入する方法．確実に血管鞘の中に注入するためには，超音波ガイド下で行う必要がある．静脈周囲が浸潤麻酔により剝離され，抜去が容易になる．TLA単独で，もしくは他の麻酔方法と組み合わせて日帰り手術などで施行される．ごく少量のアドレナリンや，炭酸水素ナトリウム（メイロン®）を添加して使用する場合があり，添加アドレナリンによる血管収縮作用で抜去後の出血が軽減できる．長時間の鎮痛作用があり，術後疼痛緩和を得ることができる．

Memo　原因による大別

　一次性静脈瘤：静脈弁不全によるもの
　二次性静脈瘤：深部静脈の閉塞で，血液が逆流するもの

参考文献
1）井上芳徳 ほか：Angiology Froatier, 2：189-194, 2003
2）坂田雅宏：Vascular Lab, 9（1）：54-00, 2012
3）遠藤穣治 ほか：日血外会誌, 18：421-424, 2009

〈宮下佳子〉

第2章 各手術の流れ

6. 整形外科

1 肩関節手術
· bankart repair

Point
・ビーチチェア位における循環動態を管理する
・肩関節手術の疼痛管理を行う

手術体位	ビーチチェア位
予想手術時間	2〜3時間
予想出血量	100 mL
筋弛緩	不要
一般的な術創	切開創あるいは内視鏡挿入創

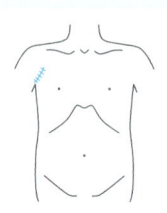

適応疾患 腱板断裂，肩関節反復脱臼

術中合併症 気管チューブの位置異常，神経障害，脳梗塞

一般的な麻酔法
・全身麻酔＋腕神経叢ブロック
・Ｖ１

手術の手順

① ビーチチェア位をとる（このとき，患側の肩は手術台の外に出るように位置することが多い．体が落ちないように調節し，頸部が側屈して神経麻痺を生じないように注意する）
<血圧低下に注意>
② 皮膚を消毒し覆布をかける
③ 腋窩に4〜5 cmほどの長さの皮切をおく
④ 三角筋と大胸筋の間からアプローチし肩甲下筋を切開し関節包を露出する
⑤ 吸収性スーチャーアンカーを関節軟骨下骨のぎりぎりの位置に挿入する
⑥ 関節唇が関節窩に乗り上げるようにアンカー糸を用いて修復する
⑦ さらに，上部の関節包を下に引き下げて補強するように縫合する
⑧ 術後の肩甲下筋不全を防止するため肩甲下筋を強固に再縫着する
⑨ 洗浄し，ドレナージチューブを留置したのちに皮下，皮膚

を縫合する
⑩ 術後は外転枕を用いて肩関節を軽度外転・内旋位にて固定する

この手術ならではの麻酔の注意点

- 手術中は手術操作に伴い頸部が側屈されるため，気管チューブの位置異常や神経障害を起こす可能性がある．体位の固定方法は施設によって違うが，消毒後に覆布で隠れてしまった後も定期的に確認しよう
- ビーチチェア位⇒（「豆知識」参照）

豆知識

Memo　ビーチチェア位における血圧管理

　ビーチチェア位における重篤な合併症に**脳梗塞**がある．これは，心臓より高位に位置する脳に灌流する血液が十分流れないことに起因するとされている．もともと脳血流は自己調節能によって平均動脈圧が50～150 mmHgの間であれば一定に保たれると考えられていた．しかし，実際にはその範囲内で維持された麻酔中に脳梗塞が発生している．高血圧症を有する患者では，自己調節能の範囲が高い位置に移動することが示されており，ビーチチェア位における血圧測定は心臓より低位での測定となることが多く，脳灌流が不十分となる可能性がある．最近の報告では，ビーチチェア位にするだけで脳内酸素飽和度が低下するという報告もみられる．ビーチチェア位での血圧測定は，心臓よりも低位で測定されるため，心臓より高位に位置する脳への血流を評価することは難しい．そのことを念頭において**血圧は高めに維持**しよう．

Mission　肩関節手術の疼痛管理

　肩関節の術後痛は強い．疼痛管理として最も一般的な鎮痛方法は腕神経叢ブロックであるが，最近では持続注入のためのカテーテルを挿入することが多くなってきた．カテーテル挿入例では，持続注入ポンプを取り付け術後鎮痛に使用する．疼痛時に薬剤を追加できるPCA（自己調節鎮痛）機能がついたものが理想的である．

参考文献

1) Fredrickson, M. J., et al.: Anaesthesia, 65（6）: 608-624, 2010
2)「OS NOW Instruction No.11 肩・肘のスポーツ障害 スポーツ寿命を延ばすための手技のコツ」（金谷文則 ほか 編），メジカルビュー社，2009

〈杉浦孝広〉

第2章 各手術の流れ

6. 整形外科

2 椎弓形成術
- laminoplasty

Point
- 腹臥位の体位をとる
- 手術内容を考慮して麻酔方法を選択する

手術体位	腹臥位
予想手術時間	2時間
予想出血量	50 mL
筋弛緩	必要
一般的な術創	1椎弓につき4 cm程度の切開

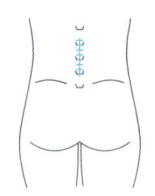

適応疾患 脊柱管狭窄症，頸椎症性脊髄症，椎間板ヘルニア，脊髄損傷など

術中合併症 体位による合併症（神経障害，視力の喪失など）

一般的な麻酔法
- 全身麻酔
- Ｖ１

手術の手順
① 麻酔導入後に腹臥位へ〈体位変換に注意〉
② 18 G注射針とX線を使用して脊椎高位を確認する
③ 皮膚の消毒，覆布をかける
④ 椎弓を形成する部位に合わせて正中縦切開をおく
⑤ 棘突起間の正中で左右の棘間筋の間隙を同定し鈍的に広げる
⑥ 棘突起の上下面を全長にわたって露出させる（椎弓形成には縦割式，片開き式，両開き式などさまざまな術式が存在する）
⑦ 棘突起を正中縦割し，左右に側溝を作成する
⑧ 縦割した棘突起の間にスペーサーを置きしっかりと固定する（両開き法）
⑨ 洗浄しドレナージチューブを留置した後，皮下組織，皮膚を縫合する

この手術ならではの麻酔の注意点

- 頸椎に不安定性がある場合には気道確保に注意する．頸部を動かないように固定したうえで，ファイバーやエアウェイ

スコープなどを使用し愛護的に挿管する
- 頸部手術の場合，体位変換後は上肢が抑制されてしまうため，体位変換前に末梢静脈路，観血的動脈圧ラインを確保し，体位固定後には気管チューブの位置，静脈路の滴下，動脈圧ラインからの採血が可能かどうかを確認しておこう
- 筋弛緩薬の選択：麻痺症状が出現している（24時間以降）場合には脱分極性筋弛緩薬の投与により神経支配の消失した筋組織から大量のカリウムが遊離するため非脱分極性筋弛緩薬を使用する必要がある
- 生理食塩水により出血が隠れてしまう（術野で使用する洗浄液でカウントが合わなくなる）ことがあるので注意
- 腹臥位手術における注意点⇒p.33第1章-2-4参照

豆知識

Memo 神経学的モニタリングを使用する？？

脊椎手術において脊髄を損傷する可能性が高い場合には，神経学的モニタリングを行う場合がある．以前は麻酔から覚醒するまで，神経学的評価を行うことができなかったが，運動誘発電位（motor evoked potential：MEP）や体性感覚誘発電位（somatosensory evoked potential：SEP）といった方法で，手術中に神経障害の有無を調べることができるようになった．これらの方法を用いる場合，麻酔薬による影響をできる限り避けなければならないため，影響の少ないとされる静脈麻酔薬を使用し，筋弛緩薬の使用量を調整するのが一般的な麻酔方法といわれている．

Memo 気管チューブ閉塞

腹臥位手術において，多くの場合通常の気管チューブではなくスパイラルチューブを選択する．スパイラルチューブは，屈曲によってチューブが閉塞しないように鋼がらせん状に内腔を保護している．しかし，ひとたび内腔が閉塞してしまうと，鋼がその形のままかたまってしまうため，浅麻酔によって患者にチューブを噛まれたりしないよう注意する．

参考文献

1) Eipe, N., et al.：Anesth analg, 102（6）：1911-1912, 2006
2) Anesthesia for spine surgery. S Black-ASA Refresher Courses in Anesthesiology, 331：1-8, 2009
3) 「OS NOW Instruction No.10 脊椎の低侵襲手術 患者負担を軽減する手術のコツ」（馬場久敏 ほか 編），メジカルビュー社，2009

〈杉浦孝広〉

第2章 各手術の流れ
6. 整形外科

3 脊椎固定術
・spinal fusion surgery

Point
- 出血を見逃さない
- 安易な低血圧麻酔を行わない

手術体位	腹臥位
予想手術時間	3〜4時間
予想出血量	300 mL〜手術範囲に応じて増加
筋弛緩	必要
一般的な術創	1椎体につき4 cm程度＋上下1椎体分の切開

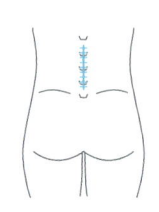

適応疾患 変性すべり症，脊柱管狭窄症，椎間板ヘルニア，脊髄損傷，側彎症

術中合併症 出血，体位による合併症（神経障害，視力の喪失など）

一般的な麻酔法
- 全身麻酔
- Ｖ２Ａ１

手術の手順

① 麻酔導入後に腹臥位へ〈体位変換に注意〉
② 18 G注射針とX線を使用して高位を確認する
③ 固定する椎体より上下1椎体分長く正中縦切開をおく
④ 傍脊柱筋を側方へ剥離展開し，椎弓の辺縁，横突起を展開する
⑤ 病変に応じて椎弓切除，椎間関節切除，椎間孔開放などを行う（硬膜外静脈叢を十分に凝固止血する必要がある）
⑥ ペディクルスクリューを横突起根部の椎体に挿入する
⑦ 神経レトラクターで硬膜管，神経根をよけ椎間内にアプローチする
⑧ 椎間板組織を切除し適切な椎間ゲージと移植骨を挿入する
⑨ ペディクルスクリューとロッドを締結する
⑩ 洗浄，ドレーンを留置し創閉鎖を行う

この手術ならではの麻酔の注意点

p.158第2章-6-2と同様

豆知識

Memo 低血圧麻酔とは？

「低血圧麻酔」とは，手術操作を安全に行い，出血量を減少させる目的で，脳動脈瘤手術や出血しやすい手術の際に，低血圧の状態を維持する麻酔である．この場合の低血圧とは，患者の**通常収縮期血圧の60％または平均動脈圧で60〜70 mmHg程度**とされている．

Memo 低血圧麻酔は本当に必要？

低血圧麻酔は動脈圧を下げることで全体の出血を減少させる効果があるとされているが，整形外科手術，特に脊椎手術においては硬膜外静脈叢や骨内の血圧は動脈圧と関連がなく，骨皮質除去をはじめとした手術手技において，出血量の減少に貢献しているかは不明であるという報告もみられる．

また，腹臥位手術において，術後に**視力の喪失**を起こす可能性があることが指摘されている．その発生率は0.2％以下と低く，低血圧麻酔との関連は認められていない．出血による貧血や血液希釈がそのリスク因子とされている．

脳や腎臓などの組織は自己調節能をもつとされ，高血圧症のない場合には平均血圧が60〜150 mmHgの範囲内であれば血流量が一定に保たれると考えられている．しかし，高血圧症の場合には自己調節能の働く平均血圧の範囲がより高い範囲に移動している場合もあり，低い血圧では灌流圧を保てない可能性がある．

参考文献

1) American Society of anesthesiologists Task Forse on Perioperative Visual Loss : Anesthesiology, 116（2）: 274-285, 2012
2) Tse, E. Y., et al. : J Bone Joint Surg Am, 93 (13) : 1268-1277, 2011
3) 「OS NOW Instruction No.6 Spinal Instrumentation 最良のQOLをめざしたコツ＆トラブルシューティング」（馬場久敏 ほか 編），メジカルビュー社，2008

〈杉浦孝広〉

第2章 各手術の流れ
6. 整形外科

4 鏡視下前十字靭帯再建術
・arthroscopic reconstruction of the anterior cruciate ligament

Point
- 下肢鏡視下手術の基本
- タニケットを使用する手術の麻酔管理をマスターしよう！

手術体位	仰臥位
予想手術時間	2時間
予想出血量	少量
筋弛緩	必要
一般的な術創	右図参照

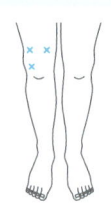

適応疾患 前十字靭帯損傷（断裂）

術中合併症 タニケット使用による合併症（下記参照）

一般的な麻酔法
- 全身麻酔（＋大腿神経ブロック）
- 脊髄くも膜下麻酔
- Ｖ１

手術の手順

① 皮膚を消毒し覆布をかける
② 駆血帯を使用して末梢から中枢へ向かって駆血後タニケットを締める
③ 膝関節を30°屈曲位にして外側膝蓋下穿刺部位を決定する
④ 関節腔に生理食塩水を注入し膨満させた後に皮切をおく
⑤ 関節液の性状を確認し関節腔内を観察する
⑥ 靭帯様組織を採取する（膝蓋腱，半膜様筋腱，薄筋腱）
⑦ 脛骨の前十字靭帯起始部に骨孔をあける
⑧ 大腿骨にも同様に骨孔をあける
⑨ 再建靭帯を通した後端をスクリューで固定する
⑩ 洗浄し皮膚を縫合する

この手術ならではの麻酔の注意点

- タニケット使用による循環動態の変動に対応する
- タニケットペインに対応する⇒p.169第2章–6–6参照

豆知識

Memo タニケットって何？〜使用の注意点と合併症

- タニケットは術野の中枢側を駆血することで術野の視認性を向上し，出血量を減らす目的で使用される．膝の鏡視下手術では手術視野を保つため，特に重要
- **タニケット加圧（インフレート）**：消毒した後に駆血帯を末梢から中枢へ巻き上げ，静脈血を灌流し中枢側に締められたタニケットを加圧し駆血する．このとき，タニケット加圧部位の組織には収縮期血圧を超える圧がかかり，動脈血流も静脈血流も遮断される．これによって，下肢は一時的に動脈血流が遮断されるため術野の出血は減少し，関節鏡手術では明瞭な視野を得ることができる
- **タニケット加圧中**：タニケット加圧中に過度に血圧を上昇させてしまうと，駆血帯を超えて血流が流れてしまい，鏡視下の手術野を妨げる結果となる．加えて静脈血流は遮断されていることから鬱血をきたす原因となるため血圧管理が重要である．また，長時間のタニケット使用は神経障害を引き起こす可能性があるため適切な使用時間を守るようにする
- **タニケット解除（デフレート）**：タニケットの加圧を解除して患肢を再灌流すると，末梢血管抵抗の急激な低下による血圧低下と代謝産物の循環への流入などによって，時に致死的な結果を招く可能性があるためモニターに注意を払う必要がある（冠動脈攣縮による心停止，脂肪塞栓や深部静脈血栓による肺塞栓などの報告あり）

Mission タニケットを使用したらどうしたらいい？

タニケットを使用するにあたり，適切な使用時間を守ること（≦2.5時間）と一定時間（60分）経過した場合には10分程度の解除時間をとることが大切である．整形外科医と話し合い，過度に時間を超過しないように気をつけよう（p.168第2章-6-6表）参照．

タニケットを解除するときには，血圧の低下に備えて輸液の負荷や昇圧薬の準備を行う．代謝産物の循環によって血液中の二酸化炭素濃度が上昇するため，陽圧換気を行っている場合には呼吸回数や換気量を調整しよう．

参考文献

1) Fitzgibbons, P. G., et al.: J Am Acad Orthop Surg, 20 (5): 310-319, 2012
2) 「OS NOW Instruction No.12 下肢の鏡視下手術 基本手技の実際と応用手技のコツ」（安田和則ほか 編），メジカルビュー社，2009

〈杉浦孝広〉

第2章 各手術の流れ

6. 整形外科

5 人工股関節置換術
・total hip arthroplasty（THA）

Point
・出血量を評価して輸液量を調節しよう
・手術に必要な筋弛緩を得る

手術体位	側臥位（仰臥位でのアプローチ法も）
予想手術時間	2〜4時間
予想出血量	500 mL
筋弛緩	必要
一般的な術創	右図参照

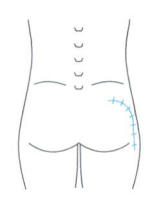

適応疾患 変形性股関節症，関節リウマチ

術中合併症 出血，神経損傷

一般的な麻酔法
・全身麻酔（＋硬膜外麻酔）
・脊髄くも膜下麻酔（＋硬膜外麻酔）
・Ｖ２Ａ１

手術の手順

① 患側の確認を行い側臥位とする（体位固定はソケットの固定においてとても重要）〈体位変換に注意〉

1）股関節に進入し大腿骨頭を抜去する
② 大転子後縁が中心となる10〜15 cmの長さの皮切をおく
③ 皮切と同様に大臀筋筋膜を腸脛靱帯まで縦切し開創する
④ 梨状筋腱に沿い関節包を切開する
⑤ 股関節を内旋させながら関節包の切開を進め骨頭を脱臼させる
⑥ 術前に決めた高さで大腿骨頭を切りとる

2）寛骨臼ソケットを設置する
⑦ 寛骨臼にレトラクターをかけ寛骨臼を展開する
⑧ 臼蓋をリーミングしソケットを打ち込み，骨盤内腔の血管を損傷しないようスクリューを打ち込む（ソケットの方向

は人工関節の安定性を高めるためとても大切)〈出血にも注意しよう〉

3) 大腿骨髄腔形成
⑨ 下肢を屈曲内旋位とし,髄腔のリーミングを行う
⑩ 皮質骨との間に隙間がないようにトライアルによりサイズを決定し,本物のステムを慎重に打ち込む

4) 整復,洗浄,関節後方再建
⑪ 骨頭を装着し股関節の安定性を確認する
⑫ 展開時に切開した関節包や筋群を再建し,ドレーンを留置し創閉鎖する

この手術ならではの麻酔の注意点

- 側臥位手術における注意点⇒p.29 第1章-2-3参照
- **出血に備える**:臼蓋の操作や大腿骨の髄腔を形成しているときには出血に注意する.深部のため術野は見にくいが,ガーゼや吸引の音を聞きながら輸液量を調節しよう
- **筋弛緩は重要**:股関節を形成するため,何度も意図的に股関節を脱臼させる.そのため,無理な力がかからないように筋弛緩が必要となる

豆知識

Memo 深部静脈血栓症予防

日本循環器学会から発表された,「肺血栓塞栓症および深部静脈血栓症の診断,治療,予防に関するガイドライン2009」では,人工膝関節置換術,人工股関節置換術の2つの術式はともに高リスクに分類される.これに血栓性素因や高齢,長期臥床などが加わると最高リスクと判断され,抗凝固療法とともに弾性ストッキングや間欠的空気圧迫法の併用が推奨される.手術終了後早期から抗凝固療法が開始される場合,硬膜外のカテーテルは抗凝固療法開始前に抜去する必要がある.明確なガイドラインはないが,硬膜外カテーテルを抜去し少なくとも1時間は神経学的異常がないことを確認してから抗凝固療法が開始となるようにしよう.

Memo 貯血式自己血輸血

THAなどの出血が予想される手術では,貯血式自己血輸血が行われることが多い.同種血輸血では感染症やGVHD(graft versus host disease）などの危険性があるため，手術までの準備期間のとれる整形外科手術では多く用いられている．自己血使用時の危険性は低いとされているが，稀に血液汚染や輸血後血管外溶血が発生したといった報告が存在する．

人工関節置換術の術後は病棟へ帰室後も出血が持続する．自己血の返血のタイミング，輸血後も貧血が持続する場合には同種血輸血の準備など，外科医とも相談しよう．

参考文献
1) 肺血栓塞栓症および深部静脈血栓症の診断，治療，予防に関するガイドライン（2009年改訂版）：http://www.j-circ.or.jp/guideline/pdf/JCS2009_ando_h.pdf
2) 「OS NOW Instruction No.9 人工股関節置換術 MISから再置換まで応用できる手技のコツ」（岩本幸英 ほか 編）メジカルビュー社, 2009

〈杉浦孝広〉

第2章 各手術の流れ

6. 整形外科

6 人工膝関節置換術
・total knee arthroplasty（TKA）

Point
・タニケットを使用する手術の麻酔管理をマスターしよう
・タニケットペインに対応しよう

手術体位	仰臥位
予想手術時間	2時間
予想出血量	少量（タニケット使用時）
筋弛緩	不要
一般的な術創	右図＋ドレーン孔

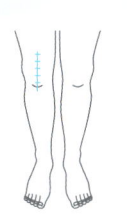

適応疾患 変形性膝関節症，関節リウマチ

術中合併症 タニケット使用による合併症⇒p.163第2章-6-4参照

一般的な麻酔法
・全身麻酔＋硬膜外麻酔または末梢神経ブロック（大腿神経±坐骨神経）
・脊髄くも膜下麻酔＋硬膜外麻酔または末梢神経ブロック（大腿神経±坐骨神経）
・Ⅴ1

手術の手順

① 皮膚の消毒，覆布がけを行う
② 駆血帯を使用して末梢から中枢へ向かって駆血後，タニケットを締める（⇒p.162第2章-6-4参照）
③ 膝蓋骨の上縁から脛骨粗面部にいたる10 cm程度の縦切開をおく
④ 大腿直筋と内側広筋の間を切開して関節包を展開する

1）大腿骨の骨切り

⑤ 大腿骨に髄内ロッドを挿入し，予定された外反角度に応じて遠位部の骨切りを行う
⑥ 骨切りが不十分にならないよう注意しながら，大腿骨のサイズを計測する

2）脛骨・膝蓋骨の骨切り

⑦ 脛骨を後縁，外側縁まで十分に展開し骨切りを行う
⑧ 膝蓋骨は大腿骨コンポーネントと接触することがないよう角を落とすように切除する

3）コンポーネントの挿入

⑨ 大腿骨コンポーネント，脛骨のトライアルを行い，適切なサイズのコンポーネントを選択する
⑩ 骨セメントを骨表面に塗布しコンポーネントを固定する
⑪ ドレーンを挿入し，関節包を縫合，皮下および皮膚を縫合して手術を終了する
※ タニケットを解除するタイミングは施設ごとに異なる〈循環動態の変動に注意〉

この手術ならではの麻酔の注意点

- タニケットの使用による循環動態の変動⇒p.162第2章-6-4参照
- タニケットペインに対応する⇒下記参照

豆知識

Memo　タニケットを適切に使用する

手術が難渋すると，タニケット使用時間が長くなる．そのため，タニケットによる神経障害をはじめとした合併症が生じる危険性がある．タニケット使用時においては，**60分ごとに10分程度**の駆血時間を設けることが望ましいとされているため，外科医と相談し適切な使用ができるよう心がけたい（表）

表 ● タニケット使用のめやす

○駆血時間≦2.5時間
　⇒ 上肢≦250 mmHg
　　 下肢≦300 mmHg

○駆血時間≧2.5時間
　⇒収縮期圧＋50〜75 mmHg

駆血時間が2時間を超える場合，60分ごとに10分ほどの駆血解除時間をとることを推奨

Mission タニケットペインに対応する！

　タニケットペインとは，タニケット開始から**45分程度**経過した後に，四肢遠位に発生する痛みや灼熱感のことである．全身麻酔下では，**収縮期高血圧**や**頻脈**としてモニター上に反映されるためタニケットペインと呼ばれているが，その原因は現在でもわかっていない．血圧の上昇により駆血部位より末梢に血液が流れてしまうことだけでなく，虚血部位から危険を伝えるシグナルとして発せられている可能性があるため，やはり一定時間で一度解除する必要がある．タニケットペインの多くは，麻酔深度を深くすることで対応できるが，なかには血管拡張薬などの投与を必要とする症例が存在する．

Memo 術後鎮痛は硬膜外？ 大腿神経ブロック？

　人工膝関節置換術の術後には深部静脈血栓症の予防のため，早期に抗凝固療法が開始となる場合が多い．そのため，硬膜外カテーテルを留置している場合にはその抜去に注意が必要である．抗凝固療法を考慮すると大腿神経ブロックが適しているといえる．

参考文献

1) Fitzgibbons, P. G., et al. : J Am Acad Orthop Surg, 20（5）: 310-319, 2012
2) 「OS NOW Instruction No.5 人工膝関節置換術 適切なアライメントとバランスの獲得をめざして」（岩本幸英 ほか 編），メジカルビュー社，2008

〈杉浦孝広〉

第2章 各手術の流れ
6. 整形外科

7 人工骨頭置換術
・femoral head replacement

Point
- 意外と出血が多い手術
- 骨セメントを使うときは合併症に注意

手術体位	側臥位（後方アプローチ），仰臥位（前方アプローチ）
予想手術時間	1～2時間
予想出血量	200～500 mL
筋弛緩	不要
一般的な術創	右図参照

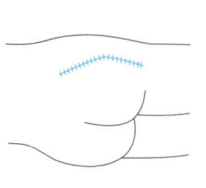

適応疾患 大腿骨頸部骨折，大腿骨頭壊死症

術中合併症 出血，脂肪塞栓，大腿骨骨幹部骨折

一般的な麻酔法
- 脊髄くも膜下麻酔
- 全身麻酔
- Ｖ1

手術の手順
① 皮膚の消毒，覆布がけ
② 大転子（後縁）を中心として（弧状に）皮切を加える
③ 大腿筋膜張筋，大殿筋を切開し，股関節後外側を展開する
④ 短外旋筋群（梨状筋，内閉鎖筋，双子筋）を切離，関節包を切開する
⑤ 骨頭を摘出し，サイズを計測する
⑥ 頸部の骨切り，髄腔のリーミング，ラスピングを行う
⑦ ステム挿入，ヘッドを連結し整復〈骨セメントを使用するときはBISに注意〉
⑧ 洗浄，ドレーン留置，閉創

この手術ならではの麻酔の注意点

●Bone cement implantation syndrome（BIS）
骨セメント使用に伴う呼吸・循環動態の変化はbone cement

implantation syndromeと呼ばれている．症状には，低酸素血症，不整脈，低血圧，心停止など重篤となるケースもあるため，骨セメントを使用する際には特に注意が必要である．髄腔内圧上昇による脂肪・空気による肺塞栓やメチルメタクリレート・モノマーによる血管拡張作用，アレルギー反応などが原因として考えられている[1]．

豆知識

Images 大腿骨頸部骨折のGarden分類 (文献2より引用)

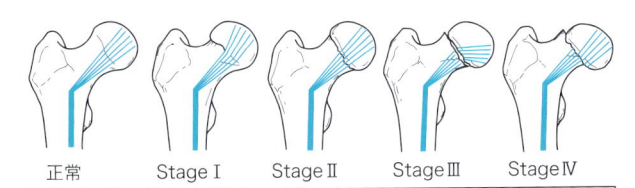

正常　Stage I　Stage II　Stage III　Stage IV

Stage I：不完全骨折
Stage II：転位のない完全骨折
Stage III：部分的な転位を伴う完全骨折
Stage IV：完全な転位を伴う完全骨折

Stage I，IIにおいては骨頭血流が保たれている可能性が高く，Stage III，IVにおいては障害されている可能性が高くなる．すべての年齢でStage I，IIでは骨接合術を，Stage III，IVでは若年者では骨接合術，高齢者では人工骨頭置換術を選択することが多い．

Mission 人工股関節脱臼

ときどき，人工股関節脱臼で救急搬送になる患者がいる．どういう体位で脱臼が起こるのかご存知だろうか？　人工骨頭置換術中には，トライアルの際などに股関節の脱臼，整復をみることができる．屈曲，内転，内旋することで脱臼する．トイレ動作や，しゃがみ込みで脱臼して来院する理由がよくわかる．

参考文献
1) Donaldson, A. J., et al. : Br J Anaesth, 102 (1) : 12-22, 2009
2) 「OS NOW Instruction No.3 下肢の骨折・脱臼 手技のコツ＆トラブルシューティング」(安田和則 編)，メジカルビュー社，東京，2007

〈丹保亜希仁〉

第2章 各手術の流れ
6. 整形外科

8 大腿骨転子部骨折に対するガンマネイル
・gamma nail

Point
- 高齢者に多い骨折
- 心血管系の合併症に注意

手術体位	仰臥位
予想手術時間	30分
予想出血量	100～300 mL
筋弛緩	不要
一般的な術創	右図参照

適応疾患 大腿骨転子部骨折

術中合併症 出血,脂肪塞栓

一般的な麻酔法
- 脊髄くも膜下麻酔
- 全身麻酔
- Ⅴ1

手術の手順

① 牽引手術台で患肢を牽引,整復
② 皮膚の消毒,カーテンドレープ貼り付け
③ 皮膚切開,大転子近位端まで展開
④ ガイドピン挿入,リーミング
⑤ ネイル挿入
⑥ ラグスクリュー挿入,セットスクリュー設置
⑦ 遠位横止めスクリュー設置
⑧ エンドキャップ挿入
⑨ 洗浄,閉創

この手術ならではの麻酔の注意点

高齢者が多いため合併症や既往歴,内服歴などに注意する必要がある.特に,心血管系の合併症の術前評価は麻酔方法の選択や周術期管理に重要である.

豆知識

Memo　ガンマネイル？ PFNA？

　大腿骨近位髄内釘にはいろいろなインプラントが開発されているが，タイプは大きく2種類に分けられる．1つはここで紹介したガンマネイルのように，骨頭をラグスクリュー1本で固定し，骨頭の回旋防止は髄内釘内のセットスクリューで行うものである．もう1つはPFN（proximal femoral nail）で代表される，ラグスクリューとヒップピンの2本を骨頭内に挿入して回旋を防止するタイプである．PFNAはproximal femoral nail-antirotationの略語である．

Memo　大腿骨頚部骨折？？

　日本では，関節包内骨折を大腿骨頚部内側骨折，関節包外骨折を大腿骨頚部外側骨折として分類していた．これは両者において骨折治癒過程や血行動態が異なり，骨癒合率や骨頭壊死の発生率に差があったからである．現在は，日本整形外科学会の診療ガイドライン[1]にあるように，大腿骨近位部骨折を骨頭骨折，頚部骨折，頚基部骨折，転子部骨折，転子下骨折と分類している（図）．

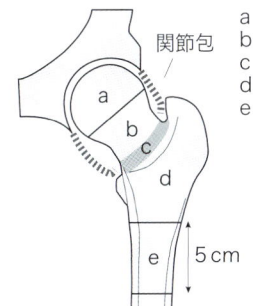

a：骨頭骨折
b：頚部骨折
c：頚基部骨折
d：転子部骨折および転子間骨折
e：転子下骨折

図 ● 大腿骨近位部骨折の分類

「日本整形外科学会診療ガイドライン委員会大腿骨頚部/転子部骨折診療ガイドライン策定委員会 ほか 編：大腿骨頚部/転子部骨折診療ガイドライン，p.10，2005，南江堂」より許諾を得て転載．

参考文献

1）「大腿骨頚部/転子部骨折診療ガイドライン」（日本整形外科学会診療ガイドライン委員会大腿骨頚部/転子部骨折診療ガイドライン策定委員会，厚生労働省医療技術評価総合研究事業「大腿骨頚部骨折の診療ガイドライン作成」班 編），南江堂，2005
2）「OS NOW Instruction No.3 下肢の骨折・脱臼 手技のコツ＆トラブルシューティング」（安田和則 編），メジカルビュー社，2007

〈丹保亜希仁〉

第2章 各手術の流れ

7. 泌尿器科

1 経尿道的前立腺切除術
・transurethral resection of the prostate gland（TUR-P）

Point ・尿道から逆行性に前立腺に内視鏡を挿入し，前立腺切除を行う

手術体位	砕石位
予想手術時間	30分～2時間
予想出血量	少量
筋弛緩	不要
一般的な術創	経尿道的手術なので創は生じない

適応疾患 前立腺腫瘍の摘出

術中合併症 TUR症候群

一般的な麻酔法
- 脊椎麻酔（Th8-9レベルは必要）
- 全身麻酔
- Ｖ1

手術の手順

① 砕石位にして会陰部の消毒，覆布がけ
② 内視鏡の挿入
③ 内視鏡から灌流液を流し，前立腺部尿道をモニターで観察する
④ 前立腺内腺の切除を行う
⑤ 内視鏡に挿入した電気メスで止血
⑥ 尿道バルーンカテーテルを挿入して手術終了
⑦ 砕石位から仰臥位にする〈血圧低下に注意〉

◎ この手術ならではの麻酔の注意点 ◎

- 全身麻酔で行われることもあるが，術中合併症（膀胱穿孔，TUR症候群など）を早期に発見するために一般的には脊椎麻酔が適している
- 通常，高齢の患者が多く，合併症をしっかり評価する必要がある

- 出血量の測定が困難：出血した血液と灌流液が一緒に排出されるため，出血量の推定が困難である．術者とのコミュニケーション，膀胱鏡のモニター画面の観察が必要である
- 膀胱穿孔：灌流液の回収量が少ない場合に疑う．高血圧と頻脈がまず生じ，その後血圧が下がり，徐脈になる．脊椎麻酔で患者が覚醒している場合は，嘔気や発汗を伴う恥骨上の膨満感，腹痛が生じうる．大きな膀胱穿孔は緊急事態であり，気管挿管を行い開腹して膀胱壁を修復する必要がある
- 灌流液の温度も重要：大量の灌流液を用いるので，低温の灌流液を使用すると容易に低体温になる
- TUR症候群：「豆知識」参照

豆知識

Memo　TUR症候群とは？

前立腺の切断面から等張非電解質の灌流液が体内に吸収され，手術時間が長くなると肺水腫や低ナトリウム血症などのTUR症候群をきたす．発生頻度は1％程度で，切除時間が90分以上で発生頻度が高くなるといわれている．そのため手術開始から1時間を目処に一度採血して，電解質や血算を確認しておく．臨床症状としては，冷感，悪心嘔吐，徐脈，低血圧などで，進行すればショックなどになりうる．TUR症候群が生じた場合は，すみやかに手術を終了し，対症療法を行う．

Memo　灌流液はなぜ特殊？

TUR手術では，灌流液を用いて内視鏡の視野を確保する．モノポーラ電極を用いる場合，灌流液にはD-ソルビトールで浸透圧を調整した非電解質溶液を用いる．これは，モノポーラ電極では電気抵抗の小さな方へ電流が流れるため，灌流液に電気抵抗が小さな電解質溶液を用いると組織に電流が流れず，凝固，切開することができないためである．一方，最近登場したバイポーラ電極では，灌流液に生理食塩水を使用することができ，TUR症候群（水中毒）の発生が減ることが期待される．

参考文献

1) Surgical Procedures and Anesthetic Implications : A Handbook for Nurse Anesthesia Practice（Macksey, L. F., et al.), Jones & Bartlett Learning, 2012
2) 宍戸俊英：LiSA，19（9）：968-973, 2012

〈長島道生〉

第2章 各手術の流れ

7. 泌尿器科

2 経尿道的膀胱腫瘍切除術
・transurethral resection of bladder tumor (TUR-Bt)

Point
- 尿道から逆行性に膀胱に内視鏡を挿入
- 尿路の内視鏡的治療手技の基本

手術体位	砕石位
予想手術時間	30分～2時間
予想出血量	少量
筋弛緩	不要
一般的な術創	経尿道的手術なので創は生じない

適応疾患 膀胱腫瘍の生検，膀胱良性腫瘍の摘出

術中合併症 膀胱穿孔，TUR症候群（p.174第2章-7-1参照）

一般的な麻酔法
- 脊椎麻酔（Th8-9レベルは必要）
- 全身麻酔（＋閉鎖神経ブロックをすることも）
- Ｖ１

手術の手順
① 砕石位にして会陰部の消毒，覆布がけ
② 内視鏡の挿入
③ 内視鏡から灌流液を流し，膀胱を膨張させモニターで観察する
④ 膀胱腫瘍の生検もしくは切除を行う
⑤ 内視鏡に挿入した電気メスで止血
⑥ 尿道バルーンカテーテルを挿入して手術終了
⑦ 砕石位から仰臥位にする〈血圧低下に注意〉

この手術ならではの麻酔の注意点

p.174第2章-7-1を参照

豆知識

Memo 閉鎖神経ブロックはなぜ必要？

　膀胱腫瘍が膀胱側壁にある場合，切除する際に電気メスによる通電により閉鎖神経が刺激され大腿が内転する可能性がある．手術手技の障害になるばかりか，膀胱穿孔のリスクになる．術前の膀胱鏡の写真で部位と大きさを確認し，閉鎖神経ブロックが必要になりそうなら術者に確認しよう．バイポーラ電極を用いたシステムでは電流が人体を通らないため，閉鎖神経が刺激されることは非常に少ないとされる．

参考文献

1) Surgical Procedures and Anesthetic Implications : A Handbook for Nurse Anesthesia Practice（Macksey, L. F., et al.），Jones & Bartlett Learning, 2012
2) 宍戸俊英：LiSA，19（9）：968-973, 2012

〈長島道生〉

第2章 各手術の流れ

7. 泌尿器科

3 尿管ステント
・ureteral stenting

Point
・尿道から逆行性に膀胱に内視鏡を挿入し，ガイドワイヤーを尿管に進め，尿管ステントを沿わせて挿入する

手術体位	砕石位
予想手術時間	30分～1時間
予想出血量	少量
筋弛緩	不要
一般的な術創	経尿道的手術なので創は生じない

適応疾患 　尿管の閉塞機転

術中合併症 　尿管の穿孔

一般的な麻酔法
・脊椎麻酔（Th 8レベルは必要）
・全身麻酔
・V 1

手術の手順

① 砕石位にして会陰部の消毒，覆布がけ
② 内視鏡の挿入
③ 内視鏡から灌流液を流し，膀胱に開口する尿管口をモニターで観察する
④ 尿管口にガイドワイヤーを進め，その進行を透視で観察する
⑤ ガイドワイヤーに沿わせて尿管ステントを挿入
⑥ 尿道バルーンカテーテルを挿入して手術終了
⑦ 砕石位から仰臥位にする〈血圧低下に注意〉

◎ この手術ならではの麻酔の注意点 ◎

・尿路感染による敗血症で緊急で尿管ステント術が申し込まれた場合などでは，手術室で各種培養の採取が必要となることがある

- 腹部悪性腫瘍の摘出術の術前に，術中の尿管損傷を防ぐため尿管ステントを挿入されることも多い

豆知識

Memo 原発の疾患は？ 敗血症？

　尿路が閉塞した機転を術前診察で明らかにしよう．閉塞に加えて感染があると全身状態がかなり悪いことも多い．

　術中に急変する事例もあるため，特にSIRS所見を認めるような事例では敗血症への対応としてEarly Goal Directed Therapyを意識した管理が必要となることもある．

参考文献
1) Surgical Procedures and Anesthetic Implications : A Handbook for Nurse Anesthesia Practice（Macksey, L. F., et al.）, Jones & Bartlett Learning, 2012

〈長島道生〉

第2章 各手術の流れ

7. 泌尿器科

4 尿管結石の手術：内視鏡的尿管砕石術
・transurethral ureterolithotripsy（TUL）

Point
・尿道から逆行性に膀胱，尿管に内視鏡を挿入し，尿管結石を砕石する

手術体位	砕石位
予想手術時間	30分〜2時間
予想出血量	少量
筋弛緩	不要
一般的な術創	経尿道的手術なので創は生じない

適応疾患　尿管の結石

術中合併症　尿管の穿孔，灌流液の尿管外溢流

一般的な麻酔法
・全身麻酔
・脊椎麻酔（Th 8レベルは必要）
・Ｖ１

手術の手順
① 砕石位にして会陰部の消毒，覆布がけ
② 内視鏡の挿入
③ 内視鏡から灌流液を流し，膀胱，尿管をモニターで観察する
④ 尿管内の結石を衝撃波，レーザーを用いて砕石する
⑤ 尿道バルーンカテーテルを挿入して手術終了（尿管ステントを挿入することもある）
⑥ 砕石位から仰臥位にする〈血圧低下に注意〉

この手術ならではの麻酔の注意点

・灌流液の尿管外溢流によりTUR症候群をきたす可能性があり，開始後1時間を目処に採血して電解質，血算の推移を確認する
・手術時間が2時間を超えないように術者に注意喚起するこ

とも麻酔科医の役目である

豆知識

Memo 尿路結石症診療ガイドライン[1]

　ガイドラインによると 長径5 mm以下の結石は，無治療で経過を観察し自然排石を期待することが可能である．10 mm以上の大きさの結石では，ESWL（体外衝撃波砕石術）やendourology（尿路内視鏡砕石術）が必要になることが多い．このため手術室に来る患者は，10 mm以上の結石があることが多い．

参考文献

1）「尿路結石症診療ガイドライン」（日本泌尿器学会 ほか 編），金原出版，2003
   http://www.ebm.jp/disease/urinary/03urinary/guide.html
2）Surgical Procedures and Anesthetic Implications : A Handbook for Nurse Anesthesia Practice（Macksey, L. F., et al.），Jones & Bartlett Learning, 2012
3）宍戸俊英：LiSA，19（9）：968-973, 2012

〈長島道生〉

第2章 各手術の流れ

7. 泌尿器科

5 前立腺生検
・prostate biopsy

Point ・10〜20カ所,前立腺を針生検

手術体位	砕石位
予想手術時間	30分
予想出血量	少量
筋弛緩	不要
一般的な術創	経直腸もしくは経会陰からの針生検なので創は生じない

適応疾患 前立腺腫瘍の診断

術中合併症 出血(直腸出血,血尿,血精液など.軽微な出血であることがほとんど)

一般的な麻酔法
・脊椎麻酔やサドルブロック
・全身麻酔(検査のため査定対象となりうる)
・会陰部への局所麻酔でも施行可能
・Ⅴ1

手術の手順
① 砕石位にして会陰部の消毒,覆布がけ
② エコーで前立腺の位置を確認
③ 経直腸もしくは経会陰的に針生検
④ 砕石位から仰臥位にする 〈血圧低下に注意〉

◎ この手術ならではの麻酔の注意点 ◎

- 患者は以前にも前立腺生検を受けていることが多いので,前回の麻酔記録を確認する
- 通常,高齢の患者が多く,合併症をしっかり評価する必要がある

〈長島道生〉

第2章 各手術の流れ

7. 泌尿器科

6 腎瘻造設術
・nephrostomy

Point ・何らかの原因で尿路閉塞が生じた際に，経皮的に腎杯もしくは腎盂にカテーテルを挿入しドレナージする手術

手術体位	腹臥位（側臥位）
予想手術時間	30分〜1時間
予想出血量	少量
筋弛緩	不要
一般的な術創	肋骨脊柱角に1cm程度

適応疾患 尿路閉塞

術中合併症 出血，腎血腫，腹臥位による圧迫

一般的な麻酔法
・全身麻酔
・脊椎麻酔もしくは硬膜外麻酔
・局所麻酔でも可能である
・V1

手術の手順
① 腹臥位にして消毒，覆布がけ
② 超音波で拡張した腎盂を確認
③ 超音波ガイド下に腎盂を穿刺しガイドワイヤーを挿入（必要に応じて透視下に造影を行う）
④ 腎瘻孔をダイレーターで拡張
⑤ ガイドワイヤー上に沿わせてカテーテル挿入
⑥ カテーテルの先端部位を確認し固定

この手術ならではの麻酔の注意点

尿路が閉塞した機転を術前診察で明らかにしよう．閉塞に加えて感染があると全身状態がかなり悪いことも多い．

参考文献
1) Surgical Procedures and Anesthetic Implications : A Handbook for Nurse Anesthesia Practice（Macksey, L. F., et al.），Jones & Bartlett Learning, 2012

〈長島道生〉

第2章 各手術の流れ
7. 泌尿器科

7 精巣固定術
・orchiopexy

Point
・0〜2歳までの男児が多い
・腹腔鏡を用いて精巣の位置を確認することもある

手術体位	仰臥位
予想手術時間	片側で1時間程度，両側だと2時間程度
予想出血量	通常は少量
筋弛緩	・術中は必須ではない ・腹腔鏡を用いる場合は術者の視野を良くするために使用すべきである
一般的な術創	左精巣固定術の場合を示す

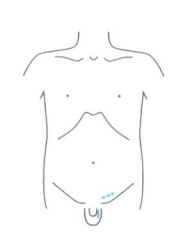

適応疾患 停留精巣

術中合併症 精索，精巣動静脈の損傷

一般的な麻酔法
・全身麻酔（＋仙骨硬膜外麻酔）
・Ⅴ1

手術の手順
① 鼠径部から陰嚢にかけて消毒，覆布がけをする
② 鼠径部に横切開を加え，浅腹筋膜・外腹斜筋腱膜を切開する
③ 停留精巣・精管・精巣動静脈を確認し，剝離する
④ 陰嚢部に切開を加え，ケリー鉗子を陰嚢部から鼠径部へ通し，精巣の下降通路を確保する
⑤ 精管の捻転がないように精巣を鼠径部から陰嚢部に降ろす
⑥ 精巣を陰嚢に固定する
⑦ 止血し，閉創する

この手術ならではの麻酔の注意点

「豆知識」を参照.

豆知識

Memo 精巣の支配神経

　成人の精巣の手術の麻酔を脊髄くも膜下麻酔で行う場合，麻酔高をTh 10以上にすべきであることは医学生や研修医が朝のカンファレンスでよく問われることであろう．精巣は陰嚢内にあるのにどうしてTh 10なのか？　と疑問に感じるかもしれないが，停留精巣の病態を考えると理解できるかもしれない．精巣は卵巣のように腹腔内で発生し，胎生3カ月頃に下降を開始し最終的には陰嚢内に収まる．このように精巣が陰嚢まで下降できなかった病態が停留精巣なのである．つまり，元々精巣は腹腔内臓器なのである．

Memo 精巣固定術の仙骨硬膜外麻酔

　上に書いたように，術中の精巣や精索を牽引したときの痛みを取り除くためにはTh 10以上の麻酔域が必要となる．小児では麻酔高の調節が困難であるなどの理由から脊髄くも膜下麻酔を選択することは稀である．そこで，術中・術後の鎮痛に仙骨硬膜外麻酔が用いられる．しかしながら，仙骨硬膜外麻酔でTh 10まで麻酔高を上げるには1 mL/kg以上の局所麻酔薬が必要とされている[1]．術中の牽引痛は必要に応じて麻酔を深くしたり，麻薬を用いたりすることで対応し，局所麻酔薬は極量を超えないように注意すべきである．

参考文献

1) Armitage, E. N. : Clin Anesthesiol, 3 : 553, 1985

〈岩崎　肇〉

第2章 各手術の流れ

7. 泌尿器科

8 腎摘出術
・nephrectomy

Point
- 開腹,腹腔鏡下手術がある
- 全摘,部分切除がある

手術体位	腎摘位
予想手術時間	4〜5時間
予想出血量	200〜数千mL(癒着の程度や術者によって幅がある)
筋弛緩	必要
一般的な術創	左腎摘出術の場合を示す

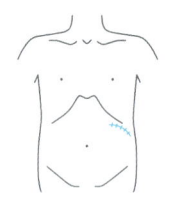

適応疾患 腎腫瘍,腎外傷,無機能腎など

術中合併症 出血に伴う低血圧

一般的な麻酔法
- 全身麻酔+硬膜外麻酔
- V2+(A)

手術の手順 開腹の場合

① 皮膚の消毒,覆布がけ
② 腰部を斜切開
③ 外腹斜筋,内腹斜筋,腹横筋を切開
④ 肋骨切除(しない場合もある)
⑤ 後腹膜にアプローチ
⑥ Gerota筋膜を切開し,腎・尿管を剝離,露出する
⑦ 腎動静脈周囲剝離
⑧ 腎動脈を結紮
⑨ 腎静脈を結紮
⑩ 尿管を結紮
⑪ 洗浄,止血
⑫ ドレーン挿入し,閉創
〈閉創時,腎摘位を緩めるので体位変換に注意〉

この手術ならではの麻酔の注意点

- 術前に，摘出する腎臓と残される腎臓の機能を知ることが重要である．残される方の腎臓の機能不全があれば，術中・術後の透析を考慮する必要がある
- 術中に横隔膜を傷つけると気胸を起こす場合がある
- 「豆知識」参照

豆知識

Images 腎腫瘍による肺塞栓症

腎腫瘍が腎静脈や下大静脈内に進展している場合，肺塞栓症の危険がある．術前のCTやMRIなどの画像をよく確認しておくことが重要である（図）．

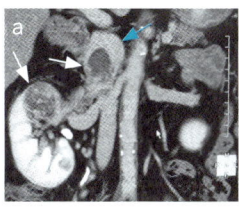

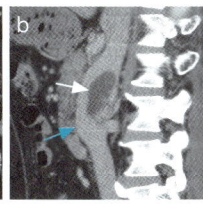

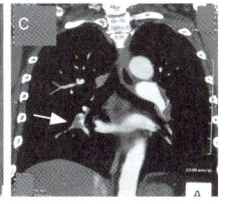

図 ● 腎腫瘍による肺塞栓症の1例
a）右腎腫瘍が下大静脈内に進展している（⇧）．下大静脈は拡張している（↕）
b）側面から見た下大静脈と腫瘍
c）右肺動脈末梢に認めた腫瘍塞栓

参考文献
1) Shimada, S., et al. : Int J Urol, 19（3）: 277-278, 2012

〈岩崎　肇〉

第2章 各手術の流れ

7. 泌尿器科

9 副腎腫瘍摘出術
・adrenalectomy

Point
- 開腹,腹腔鏡下手術がある
- 内分泌産生腫瘍の問題点

手術体位	腎摘位
予想手術時間	4〜5時間
予想出血量	少量〜
筋弛緩	必要
一般的な術創	腹腔鏡下左副腎摘出術の場合を示す

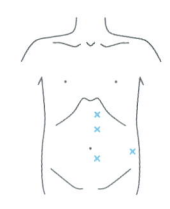

適応疾患 Cushing症候群,原発性アルドステロン症,褐色細胞腫など

術中合併症
- 出血に伴う低血圧
- 原疾患による電解質・血糖値の異常
- 褐色細胞腫の場合,カテコラミンによるバイタルの変動

一般的な麻酔法
- 全身麻酔＋硬膜外麻酔
- Ｖ１＋(Ｖ２,Ａ)(褐色細胞腫の場合Ｖ２Ａ１CV)

手術の手順 腹腔鏡の場合(開腹はp.186第2章-7-8参照)
① 消毒,覆布がけ
② ポート挿入し,気腹
③ 追加のポート挿入(通常は計4個程度)
④ 左の場合は脾結腸間膜を切離,右の場合肝結腸間膜を切離
⑤ Gerota筋膜切開
⑥ 鉗子で副腎周囲の脂肪組織を剥離
⑦ 副腎動脈をクリッピング,切断
〈カテコラミン産生腫瘍の場合,動脈クリップ後のバイタルの変動に注意が必要である〉
⑧ 副腎静脈をクリッピング,切断
⑨ エンドキャッチにて副腎を体外に摘出

⑩ 洗浄，止血確認
⑪ ドレーン挿入
⑫ 閉創

この手術ならではの麻酔の注意点

- 術中に横隔膜が傷つくと気胸を起こす場合がある
- 「豆知識」参照

豆知識

Memo ステロイド補充療法

　対側の副腎機能不全のある副腎腫瘍摘出術を行う患者，両側副腎摘出を行う患者は術中・術後にステロイドの補充を行う必要がある．手術侵襲のような大きなストレスが身体にかかると，ステロイドの分泌が亢進するからである．ステロイドの不足は急性副腎不全を引き起こし，非常に危険である．それを予防するために，一般的にはコルチゾール(ハイドロコートン®，サクシゾン®，ソル・コーテフ®など)を200〜300 mg術中に投与するが，明確な基準はない．副腎腫瘍摘出術の麻酔を行う際は，対側の副腎機能や電解質異常の有無を確認すべきである．また，術中・術後のステロイド投与の指示は担当の外科医や内科医が出していることもあり，担当医とよくコミュニケーションを取り，ステロイド投与の重複を避けるべきである．

参考文献

1)「麻酔科レジデントマニュアル　第3版」(西山美鈴 著)，ライフリサーチ・プレス，2008

〈岩崎　肇〉

第2章 各手術の流れ

7. 泌尿器科

10 前立腺全摘術
・total prostatectomy

Point
- 開腹手術
- 腹腔鏡補助下で手術を行うミニマム創手術もある

手術体位	仰臥位
予想手術時間	3〜4時間
予想出血量	200〜数千mL
筋弛緩	必要
一般的な術創	右図参照

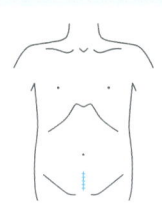

適応疾患 前立腺癌，前立腺肥大など

術中合併症 出血に伴う低血圧

一般的な麻酔法
- 全身麻酔＋硬膜外麻酔
- Ｖ２Ａ１

手術の手順
① 消毒，覆布がけ
② 下腹部正中切開，開腹し膀胱前腔へ
③ 前立腺の前面・側面の脂肪を剥離
④ 左右の総腸骨リンパ節，左右の閉鎖神経リンパ節を郭清
⑤ 骨盤筋膜を切開
⑥ 恥骨前立腺靱帯を切断
⑦ 陰茎静脈叢を結紮
⑧ 尿道切断，切断部より尿道カテーテル挿入
⑨ 前立腺を尿道カテーテルで引き上げながら膀胱頸部まで剥離
⑩ 精管切断
⑪ 前立腺部と膀胱を分離，前立腺摘出
⑫ 膀胱頸部と尿道膜様部を吻合
⑬ 膀胱洗浄
⑭ 止血，ドレーン挿入
⑮ 閉創

この手術ならではの麻酔の注意点

　前立腺の剝離・摘出時に出血量が増える．患者が術前に自己血を採取していることもあるので，出血量を見ながら適切な循環血液量の管理をすべきである．前立腺摘出後は出血が収まるので，それ以後は過剰輸液に注意する必要がある．

豆知識

Mission 膀胱前腔へのアプローチをよく観察しよう

　開腹から膀胱前腔へのアプローチが，救急領域の骨盤骨折時に行う骨盤パッキング時のアプローチに似ている．異なる視点で手術を見ることも重要である．

〈岩崎　肇〉

第2章 各手術の流れ

7. 泌尿器科

11 膀胱全摘術
· radical cystectomy

Point　・回腸導管とする方法，新膀胱を形成する方法がある

手術体位	仰臥位
予想手術時間	10〜12時間
予想出血量	200〜数千mL
筋弛緩	必要
一般的な術創	膀胱全摘＋回腸導管の場合を示す

適応疾患	膀胱癌
術中合併症	出血に伴う低血圧
一般的な麻酔法	・全身麻酔＋硬膜外麻酔 ・Ｖ２Ａ１

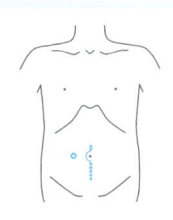

手術の手順　膀胱全摘＋回腸導管の場合

① 消毒，覆布がけ
② 腹部正中切開，開腹
③ 後腹膜を切開し，尿管・(精管) 周囲を剥離する
④ 左右の外腸骨リンパ節，内腸骨リンパ節，閉鎖神経リンパ節，総腸骨リンパ節を郭清
⑤ 膀胱周囲を剥離
⑥ 前立腺周囲の骨盤筋膜を切開，陰茎背静脈叢を結紮
⑦ 尿管切離（この時点で尿管カテーテルからの尿の流出がなくなる）
⑧ 尿道剥離
⑨ 膀胱・尿管・尿道摘出
⑩ 回腸を2ヵ所切離し，導管用の回腸を遊離
⑪ 切離した腸管を端端吻合する（回腸–回腸吻合）
⑫ 両側尿管を切開・縫合し，1本の尿管にする
⑬ 尿管にシングルJカテーテルを通し固定
⑭ 導管内にシングルJカテーテルを通した尿管を通し吻合（導管

‒ 尿管吻合）
⑮ 導管‒尿管吻合部を後腹膜に固定
⑯ 洗浄，ドレーン挿入
⑰ ウロストミー作成用に腹壁を円形に切除
⑱ 導管を皮膚まで持ち上げ，閉腹
⑲ 持ち上げた導管の漿膜と腹壁を固定

この手術ならではの麻酔の注意点

　膀胱全摘の手術は長時間に及び，出血量も多くなることがある．また，膀胱摘出後は尿量の正確な測定が困難となる．適切な循環血液量の管理をするために，観血的動脈圧波形の呼吸性変動の確認や，中心静脈圧を測定することで適切な輸液量を予測することが可能である．また，基本的なことではあるが，患者の手を触ってみて末梢循環を確認することも重要である．

〈岩崎　肇〉

第2章　各手術の流れ

8. 脳神経外科

1 脳腫瘍手術
- brain tumor surgery

Point
- 頭蓋内圧上昇を避ける
- 誘発電位を測定する場合は麻酔方法に注意
- 顕微鏡手術などの繊細な操作が多いので患者の体動を避ける

手術体位	腫瘍の位置による（後頭蓋窩や側頭部の手術ではパークベンチ位）
予想手術時間	腫瘍の部位，種類などによる（3～12時間程度）
予想出血量	腫瘍の部位，種類などによる（400～1,500 mL程度）
筋弛緩	手術そのものには必要ないが通常は体動を避けるために使用する
一般的な術創	腫瘍の部位による

| 適応疾患 | 髄膜腫，膠芽腫などの脳腫瘍

| 術中合併症 | 体動による正常脳組織損傷

| 一般的な麻酔法 |
- 全身麻酔
- Ｖ２Ａ１，場合によりCVも

| 手術の手順 |

① 3点固定ピンで頭部を固定し体位をとる〈ピンで固定する際の激しい疼痛による高血圧と固定後の低血圧に注意〉
② 皮膚の消毒，覆布がけ
③ 皮膚を切開し頭蓋骨の一部を切離し硬膜を露出，硬膜を切開し脳実質に達する（硬膜切開後は疼痛はほとんどない）
④ 脳実質に達した後は顕微鏡手術となり，正常組織を損傷しないように腫瘍だけの摘出を目指す（体動は絶対に避けなければならない）．最近ではより正確な手術操作を行うためにナビゲーションシステムを用いる施設も増えてきている
⑤ 腫瘍摘出後，止血を確認，ドレーンを留置し閉頭操作に移る
⑥ 切開された硬膜を閉じ，切離された頭蓋骨を元の場所に戻し固定プレートで固定，皮膚を閉じる
⑦ 3点固定ピンを頭部から取り外し，必要であれば固定ピンの刺入部位の皮膚を縫合する〈固定ピン取り外しの際の刺激にも注意が必要〉

この手術ならではの麻酔の注意点

① 術前から頭蓋内圧亢進が疑われる患者においては吸入麻酔薬ではなく，頭蓋内圧上昇を引き起こしにくいプロポフォールが第一選択薬となる
② 後頭蓋窩の腫瘍では手術操作により著しい高血圧や頻脈，除脈や低血圧が引き起こされることがある．刺激がなくなることでこれらの症状は改善するので，これらの症状がみられた場合には術者に伝えるようにする
③ 出血量の算定が困難な場合があるので術野をよく観察することが重要である．開頭・閉頭だけでも200〜400 mL程度の出血がみられる
④ パークベンチ位などでの頭部の固定の際，気管チューブが患者に噛まれる形で閉塞する場合があるので注意が必要
⑤ 頭蓋内圧低下，脳容積縮小を図るために過剰な輸液は控える
その他はp.49第1章-3-3を参照

豆知識

Memo　誘発電位をモニターする場合には麻酔方法に注意！

　神経障害をモニターするために手術部位によっては体性感覚誘発電位（sensory evoked potential：SEP）や運動誘発電位（motor evoked potential：MEP）をモニターすることがある．特にMEPは吸入麻酔薬で強く抑制され筋弛緩薬で消失するなど麻酔方法が測定値に多大な影響を及ぼすために注意が必要である．MEPをモニターする場合には抑制の程度が比較的小さいとされる静脈麻酔薬での麻酔維持が推奨され，筋弛緩薬は気管挿管後は全く使用しないか，TOF 15％以上を維持できるような低用量のロクロニウムの持続静注とする．この場合，術中の体動を避けるために鎮痛を十分に行い，浅麻酔とならないように注意が必要である．麻酔深度を一定に保つためには，術野の邪魔にならず術者の了解が得られればBISモニターを使用することが望ましいであろう．ただし頭部の手術であるため手術操作により測定脳波にノイズが混入しBISモニターの正確な測定が行われない場合があることを忘れてはいけない．

参考文献
1）林　浩伸, 川口昌彦：LiSA, 7：610-614, 2009

〈三國生臣〉

第2章 各手術の流れ

8. 脳神経外科

2 V-P（脳室–腹腔）シャント
・ventriculo-peritoneal shunt

Point
- 頭蓋内圧上昇を避ける
- シャントチューブが皮下を通過する際の疼痛刺激に気をつける
- 術後に意識状態・神経学的所見を確認しやすいようにすみやかな覚醒を目指す

手術体位	仰臥位
予想手術時間	1～2時間
予想出血量	少量
筋弛緩	腹部手術の際に必要
一般的な術創	右図参照

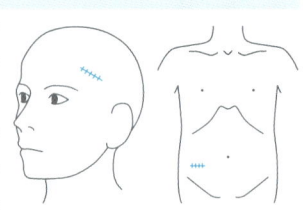

適応疾患 脳腫瘍やくも膜下出血による水頭症など

術中合併症 稀に消化管穿孔

一般的な麻酔法
・全身麻酔
・Ｖ１

手術の手順

① 頭部，腹部の皮膚の消毒，覆布がけ（脳室の前角穿刺か後角穿刺か，また開腹位置も施設により異なる）
② 頭皮を小さく切開し頭蓋骨に孔を開け硬膜を切開する
③ 側脳室を穿刺し脳室管を留置（優位半球の傷害を避けるため右側を選ぶことが多い），腹部の手術に移る
④ 腹部の皮膚を切開，筋層を押し分け腹膜を切開する（この際に稀に消化管穿孔が生じることがあるので注意が必要）．開腹が済んだら頭側からのシャントチューブ誘導に移る
⑤ シャントバルブが収容される皮下ポケットを頭部に作成し，ポケットの先端から腹部創までタンネラーまたはパッサーを用いてシャントチューブを誘導する〈この操作の際に強い疼痛が生じるため，このときの疼痛管理が重要となる〉
⑥ シャントバルブをポケットに収納し脳室管と接続する
⑦ シャントシステムの開存を確認した後，シャントチューブ

を腹腔内に挿入，閉創に移る

◎ この手術ならではの麻酔の注意点 ◎

① 頭蓋内圧亢進を防ぐためにプロポフォールでの麻酔導入・維持を第一選択とし，吸入麻酔薬を使用する場合には1MAC以下で用いる
② シャントチューブが皮下を通過する際に強い疼痛が生じ血圧上昇や体動が起こる可能性がある．レミフェンタニルにより疼痛管理を行いロクロニウムにより筋弛緩を得ておく
③ 術後にすみやかな覚醒が求められることと術後疼痛がそれほど強くないことから，フェンタニルの術中投与は少量にとどめておき，術中鎮痛はレミフェンタニルを主体とする
④ 手術終了後，神経学的所見が術前よりも悪化している場合にはシャントシステムが有効に機能していない可能性がある

その他はp.49第1章-3-3を参照．

豆知識

Memo 抜管後の舌根沈下による気道閉塞はどう防ぐ !?

V-Pシャントという術式の性質上，術前から意識状態の悪い患者が多いことが特徴としてあげられる．手術が終わったものの意識状態が依然悪く，抜管後の舌根沈下による気道閉塞が懸念されるということも多いであろう．かといって意識状態が十分に改善するまで人工呼吸器で術後呼吸管理をするというのも症例や施設によっては現実的ではない．このような場合には抜管前に自発呼吸が十分安定していることを確認してから抜管し，ネーザルエアウェイを鼻孔から挿入することで気道閉塞を防ぐことができる．ただし病室に戻ってからのSpO_2や呼吸状態の持続的観察はもちろん必要である．

参考文献

1) 「脳神経外科手術の基本手技―糸結びからクリッピングまで」（永田和哉，河本俊介 著），中外医学社，2003

〈三國生臣〉

第2章 各手術の流れ

8. 脳神経外科

3 Hardyの手術
・trans-sphenoidal operation

Point
- 一般的な開頭術とは異なったアプローチ
- 下垂体腫瘍による内分泌機能異常に注意

手術体位	仰臥位（やや上体を起こす）
予想手術時間	2～4時間
予想出血量	少量
筋弛緩	手術そのものには不要
一般的な術創	腹部（脂肪採取部）と上唇の裏側

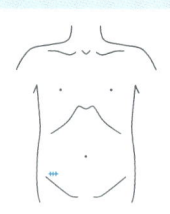

適応疾患　下垂体腺腫などの下垂体腫瘍

術中合併症
- 腫瘍摘出により稀に術中から尿崩症が起こることがある
- 手術操作で海綿静脈洞や内頸動脈を損傷した場合は大量出血となる

一般的な麻酔法
- 全身麻酔
- V2A1

手術の手順

① 顔面，口腔内，脂肪片を採取する部分の消毒，覆布がけ
② 上唇を挙上し上唇下粘膜を切開する（経鼻的アプローチの場合もある）
③ 鼻腔底や鼻中隔の粘膜を剥離し透視下で蝶形骨洞前面の深さまで切開する
④ 鼻鏡を挿入し蝶形骨洞前壁を開窓する
⑤ 再度透視下でトルコ鞍の位置を確認した後，トルコ鞍前壁を開窓する（腫瘍が大きい場合はトルコ鞍底部の骨は菲薄化していることが多く，硬膜が一部露出していることもある）
⑥ 硬膜を切開し腫瘍を摘出，前もって採取しておいた脂肪組織を鞍内に充填する
⑦ 充填の後，トルコ鞍プレートなどで鞍底部の形成を行う
⑧ 鼻鏡を抜去し，上唇下粘膜を縫合，鼻腔内にガーゼを詰めて手術終了となる

この手術ならではの麻酔の注意点

① 顕微鏡下の手術で出血により手術操作が困難になるため血圧のコントロールに注意する
② トルコ鞍内に手術操作が及ぶため一時的に下垂体前葉の機能不全を生じる可能性があり，術中にステロイドの補充を行うことが多い
③ 術中から尿崩症が起こることもあり，この場合注意深い輸液バランス・電解質管理が必要となる
④ 過換気により腫瘍が頭蓋内に退縮するため，術中は**通常換気を心掛ける**
⑤ 腫瘍切除後にトルコ鞍内に充填するための脂肪組織や筋肉片は下腹部だけでなく下肢より採取することもある
⑥ 末端肥大症患者では巨舌などにより気道確保困難の可能性がある
⑦ 術後は鼻腔内ガーゼのために鼻呼吸ができないので十分に覚醒してから抜管する

その他はp.49第1章-3-3を参照．

豆知識

Memo　術前から内分泌機能異常がみられることがある

　　下垂体腫瘍がホルモン産生性腫瘍の場合，産生されるホルモンによりさまざまな病態を呈する．産生されるホルモンとしては成長ホルモン，副腎皮質刺激ホルモン，プロラクチンなどがある．また大きな腫瘍の場合には正常の下垂体組織を圧迫して汎下垂体機能低下症を引き起こすこともある．成長ホルモン産生腫瘍では巨舌などから気道確保困難の可能性が高く，耐糖能異常や高血圧症を引き起こしていることもある．また副腎皮質刺激ホルモン産生性腫瘍の場合には高頻度で糖尿病や高血圧症がみられ，電解質異常にも注意が必要である（特に低カリウム血症）．術前から汎下垂体機能低下がみられる場合には術前からのステロイド補充が必要なこともある．

参考文献

1）Lim, M., et al.：J Clin Neurosci, 13（4）：413-418, 2006

〈三國生臣〉

第2章 各手術の流れ

8. 脳神経外科

4 未破裂脳動脈瘤クリッピング
・unruptured intracranial aneurysms clipping

> **Point**
> ・術中に動脈瘤を破裂させない管理が第一
> ・動脈瘤の場所によって手術時間が大きく異なる

手術体位	基本的に仰臥位だが術者側に傾けることも多い
予想手術時間	瘤の場所に左右される 3〜6時間
予想出血量	100 mL以内か瘤破裂で大量出血
筋弛緩	必要．血管処理があるので十分深めに
一般的な術創	アプローチ法により異なる

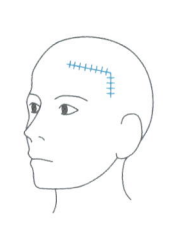

適応疾患
・ネックの広い動脈瘤や分岐のある動脈瘤
・脳動脈瘤が破裂してくも膜下出血をきたした場合には，生命に危険が及ぶか脳の後遺症を残す可能性が高く，それを予防するためには破裂防止の処置が必要となる
・現在のところ，薬物を中心とした内科的治療では破裂を防止することは不可能で，物理的に脳動脈瘤内への血流を遮断する必要がある

術中合併症
・大量出血
・術後は脳梗塞，水頭症など脳外科術後に準じる

一般的な麻酔法
・全身麻酔で行う．血圧は通常血圧を死守する．高くなれば動脈瘤破裂の危険が伴い，低血圧は脳循環不全の危険が伴う．瘤の破裂により内圧亢進に陥っているときは特に注意．呼吸は腫瘍のときと同様に$PaCO_2$が30 Torrの過換気とする．モニタリングは血圧調整の観点から観血的動脈圧（時に中心静脈圧測定も）が重要
・Ｖ２Ａ１（CV）

手術の手順

① 剃毛と頭部固定

② 皮切の後，頭皮クリップで皮膚を挟んで止血
③ 開頭（頭蓋骨にドリルを用いて穴を開け，穴をつなぐように切開）
④ 硬膜切開を行い，動脈瘤を露出
⑤ テンポラリークリップをかける（血管遮断で瘤破裂による大量出血を防ぐ）
⑥ 動脈瘤の根元にクリップをかける（パーマネントクリップ）
⑦ 硬膜縫合
⑧ 閉頭

この手術ならではの麻酔の注意点

麻酔管理の究極の目的は**脳動脈瘤の再破裂の防止**にある．そのためには循環動態の安定は脳腫瘍の麻酔に比べて格段に意味が大きい．すでに意識レベルが低下し，挿管されている場合は別にして，気管挿管時の血圧変動をいかに抑制するかが第1関門である．導入方法は通常の急速導入で行い，十分な筋弛緩を待って挿管する．**バッキングは禁忌**である．

豆知識

Memo 脳卒中ガイドライン2009における未破裂脳動脈瘤の扱い

・未破裂脳動脈瘤の自然破裂リスクから考察すれば，原則として患者の余命が10〜15年以上ある場合に，下記の病変について治療を検討することを推奨
  ① 大きさ5〜7 mm以上の未破裂脳動脈瘤
  ② 5mm未満であっても，
    A) 症候性の脳動脈瘤，B) 後方循環，前交通動脈，および内頸動脈—後交通動脈部などの部位に存在するもの，C) dome neck aspect比（動脈瘤の高さを動脈瘤頸部の幅で除したもの）が大きい・不整形・ブレブを有するなどの形態的特徴のもの

・開頭手術や血管内治療などの外科的治療を行わず経過観察する場合は，喫煙・大量の飲酒を避け，高血圧を治療する．経過観察する場合は半年から約1年ごとの画像による経過観察を行うことを推奨

・血管内治療においては，治療後も不完全閉塞や再発などについて経過を観察することを推奨

・開頭クリッピングの術後においても，長期間経過を追うことを推奨

Memo **くも膜下出血の重症度分類**

Hunt/Hess グレード分類

- 0：未破裂動脈瘤
- Ⅰ：無症状か最小限の頭痛および軽度の項部硬直をみる
- Ⅰa：急性の髄膜または脳症状をみないが，固定した神経学的失調のあるもの
- Ⅱ：中等度から重篤な頭痛，項部硬直をみるが，脳神経麻痺以外の神経学的失調はみない
- Ⅲ：傾眠状態，錯乱状態，または軽度の巣症状を示すもの
- Ⅳ：混迷状態で，中等度から重篤な片麻痺があり，早期除脳硬直および自律神経障害を伴うこともある
- Ⅴ：深昏睡状態で除脳硬直を示し，瀕死の様相を示すもの

※重篤な全身性疾患（高血圧，糖尿病，重篤な動脈硬化，COPDなど）または脳血管造影で著明な血管攣縮があれば重症度を1段階悪い方へ移す
※ほかに Hunt & Kosnik 分類や WFNS 分類も用いられる

参考文献
1）脳卒中ガイドライン2009：http://www.jsts.gr.jp/jss08.html

〈駒澤伸泰〉

第2章 各手術の流れ

8. 脳神経外科

5 コイル塞栓
・endovascular coiling

Point
- 手術創は大腿動脈カニュレーション部位のみ，厳密な血圧管理との戦い
- 手術室外で行う全身呼吸・循環管理を経験する

手術体位	仰臥位
予想手術時間	2～4時間
予想出血量	通常200 mL以内，瘤破裂で大量出血
筋弛緩	全身麻酔なら十分量必要
一般的な術創	大腿動脈よりカニュレーション

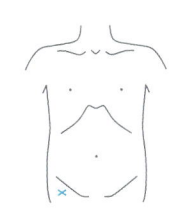

適応疾患
- 動脈瘤のネックが狭い未破裂脳動脈瘤（図1）
- 脳の深部や頭蓋骨底部に脳動脈瘤があり，開頭手術が困難または治療リスクが高いと考えられる脳動脈瘤
- 全身や脳の状態が不良で，全身麻酔が危険と考えられる場合
- 高齢で手術や麻酔のリスクが高いと考えられる場合
- 患者自身が血管内治療を希望される場合

ネックの狭い動脈瘤　　ネックの広い動脈瘤

コイル塞栓向き

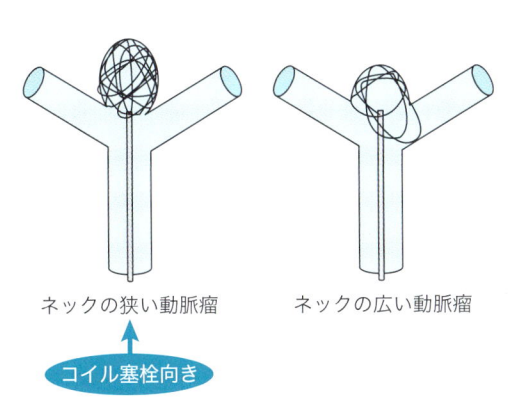

図1 ● ネックの狭い動脈瘤がコイル塞栓向き

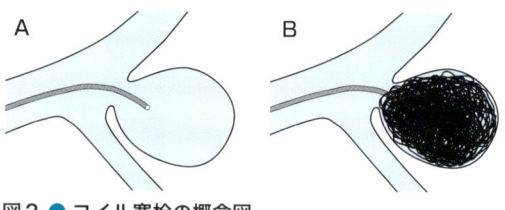

図2 ● コイル塞栓の概念図
A) 瘤の中にコイルをつめていく
B) ある程度つめると血栓化で破裂しなくなる

術中合併症	瘤破裂による大量出血，脳梗塞
一般的な麻酔法	・局所麻酔もしくは全身麻酔 ・ＶＩＡＩ

手術の手順

① 大腿動脈からシースを挿入する
② シースの中にマイクロカテーテルを挿入し動脈瘤の中まで誘導
③ プラチナでできた柔らかい金属のコイルを動脈瘤の中に入れていき，瘤をつめる．血液が入らなくなったら終了（図2）
④ いずれ動脈瘤の中は血栓化してしまい，破裂しなくなる

この手術ならではの麻酔の注意点

手術創は大腿動脈穿刺部のみなので，いわゆる，手術侵襲と麻酔深度のバランスという考え方はなりたたず，厳密な血圧管理を考えることが大切である．

治療中に出血をきたした場合には対処が困難で，生命に危険が及ぶことがある．血管内に血栓形成が起こり，動脈瘤の周囲やその先で血管を閉塞して**脳梗塞**を起こすことがある．また，透視室で行うケースも多く，体温管理やベッドやＣアームなどの移動による気管チューブや蛇管などの事故抜去にも十分気をつける．

豆知識

Mission 手術室以外での全身麻酔管理を体験しよう

多くの場合,コイル塞栓術は透視を用いるために手術室外で行うことになる.その場合,麻酔器を透視室に持ち込み,手術室から薬剤や気道管理器具などを持参する必要がある場合もある.また,手術室のベッドとは異なり,温マットや加温温風装置も用いることができないことから体温低下が起こりやすくさまざまな合併症を引き起こしやすくなる.全身管理においていかに手術室が準備された環境かを再認識するとともに,より厳しい環境下での全身管理を学ぶまたとない機会である.

Memo コイル塞栓か開頭脳動脈瘤クリッピングか?

コイル塞栓は「切らない脳動脈瘤治療」として最近注目を浴びている.局所麻酔でも施行可能である.2002年には欧州でランダム化試験が行われ,破裂脳動脈瘤においては,コイル塞栓術の方が開頭術よりも治療成績がよいことが発表され,大きく注目された[1].現在,米国では全体の50％の患者さんに,欧州では70％の患者さんにこの治療がされているが,日本では未だ20％程度である.しかし,万が一破裂した際は,止血までの時間がかかるという欠点や,クリッピングよりも歴史が浅いため,長期予後が保証されておらず,長期的なフォローが必要である.

参考文献
1) Molyneux, A., et al. : Lancet, 360 (9392) : 1267-1274, 2002

〈駒澤伸泰〉

第2章 各手術の流れ

8. 脳神経外科

6 内頸動脈内膜剥離術
・carotid endarterectomy

Point
- 厳密な血圧管理が術中だけでなく術後管理でも重要
- 頸動脈洞刺激による迷走神経反射に注意

手術体位	仰臥位．ややヘッドアップで行うことが多い
予想手術時間	3～5時間
予想出血量	通常は300 mL未満，稀に血管損傷で大量出血
筋弛緩	血管処理を行うため深めに
一般的な術創	右図参照

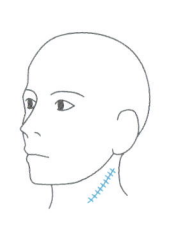

適応疾患 動脈硬化性病変のために70％以上の狭窄を示す場合や，一過性脳虚血発作が対象

術中合併症 脳虚血，脳梗塞，頸動脈洞刺激による徐脈反射

一般的な麻酔法
- 欧米では，意識レベルを脳機能のモニタリングに使用するため，局所麻酔により意識下に手術を行うべきとする意見も多いが，日本では全身麻酔で行う施設がほとんど
- Ｖ２Ａ１（CV）

手術の手順

① 頸部に6～10 cm程の皮膚切開を置き，頸動脈分岐部を露出
② 頸動脈を露出するため皮膚と筋肉に切開
③ 頸動脈の露出とテープでの確保
④ 血流遮断のうえ頸動脈の切開
⑤ シャントチューブを入れて脳への血流を確保
⑥ 動脈内の動脈硬化病変の剥離と摘出
⑦ ドレーンを留置して閉創

この手術ならではの麻酔の注意点

- 術中（血管遮断時）の虚血が問題となる

- 術中の血圧は一般に変動しやすいが，特に血管遮断時には脳虚血予防のためにやや高めに維持することが必要
- **頸動脈洞の刺激により，時として徐脈や低血圧を生じる**ことがあり，手術操作の一時中止や事前の頸動脈分岐部への**局所麻酔薬による浸潤麻酔**が必要となる
- 覚醒時の高血圧や頻脈の予防が重要．また，術後の血腫も気道閉塞を生じるために要注意
- 術後高血圧により，脳血流量が急速に増大することで，けいれんを起こすこともあるので注意する

豆知識

Mission 迷走神経反射に注目しよう

頭頸部の手術中には，しばしば迷走神経反射に遭遇することがある．小児の眼科での斜視手術における眼球心臓反射しかり，内頸静脈剥離術や頸部リンパ節郭清術における頸動脈洞刺激である．実は心肺蘇生ガイドラインにおいても安定な規則的な頻脈（発作性上室頻拍：PSVT）などの治療に頸動脈洞マッサージといって，人工的に迷走神経刺激を治療として行うこともある．

Memo 重篤な2つの術後合併症「過灌流症候群」と「気道閉塞」

- **過灌流症候群**：内頸動脈の閉塞により減少していた血流が急に増加することにより発生する．術前の低灌流域の血管では自動調節能が障害されており，虚血部での急激な血流増加によりけいれんなどの症状を引き起こすことがある．そのため，術後の血圧コントロールも非常に大切
- **気道閉塞**：頸部手術（頸部リンパ節郭清，甲状腺摘出後など含む）後のドレーン留置は非常に大切．1時間に10 mL程度の出血でも24時間で240 mLとなり，術後出血のドレナージを行わないと容易に気道を圧排し，気道閉塞などの生命にかかわる合併症を引き起こす

Memo 脳卒中ガイドライン2009における頸動脈内膜剥離術の位置づけ

脳卒中ガイドライン2009では頸動脈内膜剥離術の位置付けは下記のようになっている．担当症例がどのような判断で手術適応となったかを考えることも面白い．

1) 症候性頸動脈高度狭窄（＞70％）：抗血小板療法を含む最良の内科的治療に加えて，手術および周術期管理に熟達した術者と施設において頸動脈内膜剥離術を行うことが推奨される

2) **症候性頸動脈中等度狭窄**：抗血小板療法を含む最良の内科的治療に加えて，手術および周術期管理に熟達した術者と施設において頸動脈内膜剥離術を行うことが推奨される
3) **無症候性頸動脈高度狭窄**：抗血小板療法を含む最良の内科的治療に加えて，手術および周術期管理に熟達した術者と施設において頸動脈内膜剥離術を行うことが推奨される
4) **症候性頸動脈軽度狭窄**あるいは**無症候性中等度ないし軽度狭窄**：頸動脈プラークの不安定化や潰瘍形成が認められる場合は，頸動脈内膜剥離術を行うことは考慮してもよいが，それを行うことに十分な科学的根拠はない

参考文献
1) 脳卒中ガイドライン 2009：http://www.jsts.gr.jp/jss08.html

〈駒澤伸泰〉

コラム ❻ 喉頭上デバイス技術をしっかり習得しよう！

　現在アメリカの麻酔科学会が発表している困難気道ガイドライン2013年版[1]では，**気道管理は4つの柱で成り立っている**ことが示されています．①マスクなど用手的気道確保，②ラリンジアルマスクなど喉頭上デバイス，③気管挿管，④輪状甲状靱帯穿刺切開などの外科的気道確保です．①は全身麻酔のすべてで実施可能で，引き続き②または③が術中管理に用いられます．**重要なとは，ガイドラインは①マスクと③気管挿管だけでは気道管理を広くカバーするには不十分であることを10年前から示しており，挿管も換気もできなければ②喉頭上デバイスを用いるべきだ，と明言している**ことです．喉頭上デバイスは気道管理に困ったときに頼りになるバックアップデバイスとして位置付けられており，救急救命士も使用する器具です．麻酔科研修では最低限，挿入と換気方法を学んでください．

　気管挿管に関しては近年ビデオを利用した機器が多数利用可能で，従来からある直視型喉頭鏡よりも視野が良く，成功確率が上がることが期待されています．ガイドラインも「最初からビデオ機器を使用することも考慮すべき」としており，研修後日常的に挿管する機会のない医師は技術不足を器具の性能で補うことを考えましょう．ちなみに④は麻酔科医でも5万件に1回遭遇するかどうかの頻度であり，経験を積むのは麻酔科医であっても難しい現実があります．4つの柱の習熟優先順位は番号の通りです．**患者は挿管してほしいのではなく換気してほしいだけ**だということをお忘れなく．

参考文献
1) Anesthesiology, 118 : 251-257, 2013

〈鈴木昭広〉

第2章 各手術の流れ

9. 眼科

1 網膜剥離の手術
・scleral buckling / vitrectomy

Point
- 硝子体ガス注入時は亜酸化窒素（笑気）を使用しない
- 糖尿病合併の場合は，血糖コントロールに注意しよう

手術体位	仰臥位
予想手術時間	1～3時間
予想出血量	ごく少量
筋弛緩	必要：バッキングは，医原性眼球損傷（最悪の場合失明することも）の可能性があり危険
一般的な術創	顕微鏡像として上下逆

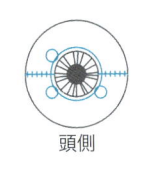

頭側

適応疾患

網膜剥離の手術としては，網膜光凝固，網膜冷凍凝固術，ジアテルミー凝固，強膜内陥術，ガス注入によるタンポナーデ，硝子体手術とさまざまな手技・手術があり，いくつか組み合わせて，網膜剥離を復位させる．
- 強膜内陥術：裂孔原性網膜剥離
- 硝子体手術：網膜剥離，硝子体出血，黄斑円孔，黄斑上膜，黄斑浮腫，増殖性糖尿病網膜症（硝子体手術は，牽引性網膜剥離以外でも，上記の適応疾患でも行われる）

術中合併症
- 眼球心臓反射
- **術後嘔気・嘔吐が多い**（眼内圧の上昇のため）

一般的な麻酔法
- 局所麻酔：点眼麻酔，球後麻酔，Tenon嚢麻酔
- 全身麻酔：気管チューブはRAEチューブもしくはスパイラルチューブを用い，術野の邪魔にならないようにしよう
- Ｖ１（頻繁な血糖チェックを要する場合や，循環器の合併症が重度の場合は，動脈ラインも考慮しよう）

手術の手順

1）強膜内陥術
① 眼球消毒，ドレーピング〈頭位変換に注意〉
② 結膜切開
③ 制御糸を掛ける：外眼筋腱下に通す
④ 眼底検査
⑤ マーキング・強膜切開
⑥ バックル仮設置，眼底検査
⑦ 凝固：光凝固，ジアテルミー凝固，冷凍凝固などを行う
⑧ ガス注入〈以後，笑気の使用は禁忌〉
⑨ 網膜下液排液
⑩ バックリング本結紮，眼圧調整
⑪ 結膜縫合
⑫ 結膜下注入，軟膏塗布

2）硝子体手術
① 眼球消毒，ドレーピング〈頭位変換に注意〉
② 結膜切開，強膜露出
③ スリーポート作成：灌流，ライト，カッターのポートを作成する
④ リング固定：眼球にレンズを置くためのリング
⑤ 硝子体切除：カッターで硝子体を切除しつつ吸引．レンズを替えながら角度を変えて切除する
⑥ 増殖膜，前膜の剥離
⑦ レーザー光凝固
⑧ ジアテルミー凝固
⑨ 眼圧調整（SF_6を注入する）〈以後，笑気の使用は禁忌〉
⑩ ポート閉鎖
⑪ 結膜縫合
⑫ 結膜下注射，軟膏塗布

超音波乳化吸引術＋眼内レンズ挿入術も同時に行うことがある．

この手術ならではの麻酔の注意点

糖尿病網膜症の場合，**糖尿病のコントロールが悪い**ことがしばしばあり，血糖管理は術前・術中・術後と周術期を通し

て考えよう．特にインスリン依存型糖尿病や大量にインスリンを投与している糖尿病患者の場合，周術期を通して糖とインスリンの持続投与が必要となる．また，糖尿病の神経障害がある場合は，狭心痛などの症状がなくても虚血性心疾患を考慮しよう．

豆知識

Memo 眼内気体注入法（intraocular gas injection）

網膜剝離の手術中に眼内（硝子体）に気体を注入することがある．目的としては，網膜剝離の際に硝子体にガスを注入し，患者を腹臥位や側臥位にして，タンポナーデの効果で剝離しかかっている部位を復位させるために用いる．

注入される気体として，SF_6と呼ばれるガスがあり，不溶性，非活性の気体である．空気を用いることもある．SF_6は，硝子体に注入されると術後24時間で気体の容積が最大に増加し，眼内圧も最高になる．その後10日程度で完全に吸収される．SF_6の注入時に麻酔で笑気を併用していると，18分で眼内圧は2倍に上昇する．そのため，眼内気体注入時は笑気の使用は避ける必要があり，もし使用していた場合は，注入前に15〜20分程度笑気を洗い出す必要がある．再手術になったときも，10日間は笑気の使用は禁止すべきである．

網膜剝離の術後は1週間〜10日程度（ガスが吸収されるまで），ベッド上で腹臥位などの体位制限や安静を必要とされ，患者が苦痛を訴えることもある．

〈黒澤　温〉

第2章 各手術の流れ

9. 眼科

2 斜視手術
- advancement / recession

Point
- 眼球心臓反射が起こりやすいので、徐脈に注意しよう
- 全身麻酔依頼は小児症例が多い

手術体位	仰臥位
予想手術時間	30分〜2時間
予想出血量	ごく少量
筋弛緩	必要：バッキングは医原性眼球損傷の可能性があり危険
一般的な術創	顕微鏡像として上下逆

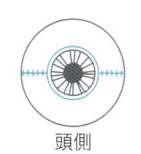

頭側

適応疾患
- 恒常性斜視：弱視や両眼視機能障害を起こすので早期（乳幼児期）に手術が必要
- 間歇性斜視：両眼視機能の程度により小学校入学前を目安に手術．両眼視機能が良い場合でも、成人になって美容目的に手術を行うことあり

術中合併症 眼球心臓反射

一般的な麻酔法
- 小児の場合：全身麻酔，Ⅴ1（気管チューブは，RAEチューブか，スパイラルチューブで術野の邪魔にならないようにしよう）
- 成人の場合：局所麻酔（点眼麻酔，球後麻酔），Ⅴ1

手術の手順

　前転術（advancement）と後転術（recession）がある．前転術は，外眼筋の付着部を前方にずらすか，もしくは外眼筋を切断・短縮する手術で，筋力を強める手術である．後転術は外眼筋の付着部を切断し，後方へずらす手術で，筋力を弱める手術である．両方を合わせて行う場合を**前後転術**という．

　内斜視では，内直筋の後転術・外直筋の前転術，外斜視では，内直筋の前転術・外直筋の後転術を行う．

① 眼球の消毒，ドレーピング〈頭位変換に注意〉
② 制御糸を掛ける：内直筋や外直筋の腱下に制御糸を通し結紮

③ 結膜切開剥離
④ 外眼筋の露出
⑤ 外直筋の切断・縫合・縫縮
⑥ 内直筋の露出・切断・縫合・縫縮
⑦ 結膜縫合
⑧ 結膜内注入，軟膏塗布

この手術ならではの麻酔の注意点

- **眼球心臓反射が起こりやすい**：小児，外眼筋の牽引などがリスク因子（下記「豆知識」参照）
- **小児症例が多い**：小児症例でRAEチューブを使用しなければならないため，頭位変換などで気管チューブの深さが変化して，**片肺換気**になる可能性がある（その他の注意点はp.57第1章-3-6参照）

豆知識

Memo　眼球心臓反射：眼の操作で心停止！

眼科の手術では，術中に**高度徐脈もしくは心停止**をきたすことがある．これは，眼球心臓反射（oculocardiac reflex）といわれるもので，眼球の圧迫などにより，求心路に三叉神経，遠心路に迷走神経を介して，心臓に徐脈などの不整脈を起こす反射である．

誘因としては，外眼筋の牽引（特に内直筋の牽引で起こりやすく，斜視矯正術では要注意），眼球の圧迫など眼の操作で起こる．

症状としては，徐脈がほとんどだが，二段脈，期外収縮，房室解離，結節性調律など，さまざまな不整脈が起こる可能性がある．重症の場合，徐脈から心停止に至ることもある．

リスク因子としては，**小児**，**高二酸化炭素血症**，**低酸素血症**があげられる．

以上のことから，小児の斜視手術では，眼球心臓反射が起こりやすいので特に注意が必要である．

処置（高度徐脈の場合）としては，

① **手術操作を中断してもらう**：反射が原因なので，**ただちに手術操作を止めてもらう**のが一番効果的である．
② **人を集める**：反射なので操作が解除されれば，不整脈が消失することがほとんどだが，循環器に重症の合併症があるような場合は，反射を契機に不整脈が持続する可能性もある．そのため，ACLSなどと同様に，人を多く集めておこう．

③**アトロピンを静注する**：0.007〜0.01 mg/kg．50 kgの体重で 0.35〜0.5 mg程度．成人の場合は，アトロピン静注により，頻脈や心室性不整脈が発症することがあるので，その後も経過をよく観察する必要がある．

〈黒澤　温〉

第2章 各手術の流れ

9. 眼科

3 角膜移植術
- corneal transplantation, keratoplasty

Point ・緊急性が高く，術前精査が十分に行われていないことあり

手術体位	仰臥位
予想手術時間	1～2時間
予想出血量	ごく少量
筋弛緩	必要：バッキングは医原性眼球損傷の可能性があり危険
一般的な術創	顕微鏡像として上下逆

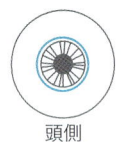

頭側

適応疾患 角膜穿孔（外傷や角膜潰瘍による），水疱性角膜症，角膜の炎症後の瘢痕による透過性の障害，円錐角膜

術中合併症 眼球心臓反射

一般的な麻酔法
- 局所麻酔（点眼麻酔＋球後麻酔）でも可能
- 全身麻酔，Ⅵ：気管チューブはRAEチューブもしくはスパイラルチューブを用い，術野の邪魔にならないようにしよう

手術の手順

- **全層移植術**（penetrating keratoplasty）：角膜5層をすべて移植する．内皮細胞が侵されている水疱性角膜症は全層移植術が適応
- **表（深）層移植術**〔(deep) lamellar keratoplasty〕：Descemet膜，内皮細胞層を残して，残り3層を移植する．レシピエントの内皮細胞が健全な場合は，こちらが選択される．ドナー角膜の状態が悪くても使用できる．2層を残すため，時間が少しかかる．内皮細胞を移植しないため，拒絶反応が少ない
① 眼球消毒，ドレーピング〈頭位変換に注意〉
② マーキング
③ 固定器具装着（フリリングガーリング）：角膜を切除するときに，眼球の虚脱を防ぐ

④ ドナー角膜切除：トレパンという円筒状の刃で角膜を型抜きする
⑤ レシピエント角膜切除：トレパンと角膜剪刀で角膜を切除する
⑥ 角膜移植：はじめに上下左右4点を固定した後，全周性に縫合する
⑦ 眼瞼縫合
⑧ 結膜下注入，軟膏塗布

この手術ならではの麻酔の注意点

- ドナーがアイバンクに登録され適合したら，臨時手術で行われる．摘出眼球は3日程度保存が可能なため，超緊急手術ではないが，**術前精査を十分に行う時間がない場合もしばしばある．高齢者が多い**ため，合併症のリスクが高いことを念頭におき，術前診察・麻酔計画を立てよう
- 眼圧をさげるために浸透圧利尿薬（マンニトールなど）が投与されることがある．術中のインアウトバランスには注意しよう

豆知識

Memo　眼科麻酔の一般的注意事項

　眼科の手術は，手術創は小さく出血も少なく，眼球心臓反射以外ダイナミックなバイタル変動をきたすことは少ない手術だが，麻酔器を移動したり，気管チューブにアクセスしにくかったりと細かいことに注意を払う必要が多い手術である

- **気管チューブの深さに注意**：眼科の手術では，ドレーピングなどにより術中気管チューブにアクセスすることが非常に困難になる．術中の頭位変換で気管チューブが深く入り込み，片肺換気になり気道内圧が急に上昇，換気量が急に減少することもありえる．術中の換気状態には常に注意を払おう．胸壁聴診器を使用することもお勧めする．また，チューブの深さが変化することにより，カフ圧も変化する．カフ圧計を延長して手元でコントロールできるようにしよう
- **麻酔器移動に伴う注意**：眼科の手術では術者が頭側に座るため，麻酔器を足側に下げなくてはならない．頭部から胸部にかけて機械台が置かれる．また，術中は全身を覆うドレーピングにより，

全身観察の条件が非常に悪くなる．以上のことから，移動時に蛇管がひっかかり気管チューブが抜けたり，チューブ，蛇管のコネクターが外れたり，呼気二酸化炭素を測定するサンプリングチューブが折れ曲がったり，気道系のトラブルが発生しやすい状態である．コネクトをテープで固定する，機器による気道系への圧迫などを解除するなど，ドレーピングされる前にしっかり確認をしよう

- **術中の喀痰吸引は，非常に困難**：前述のように，術中は気管チューブにアクセスするのが困難であり，術中喀痰が多くなって換気量が少なくなった場合は，一度手術を中断してもらい，ドレーピングの下に潜り込み，吸引しなければならない．術前に喀痰が多い場合には，前投薬でのアトロピン投与を考慮し，ドレーピング前にしっかり喀痰を吸引するなど手術前に対処しよう
- **手術台に触れないように注意を払う**：眼科の手術は顕微鏡下に行うことが多く，非常に繊細な作業となる．術中に血糖を測定しようと，手術台に軽く手をついただけで，顕微鏡下では大きく動いたように思われることもある．どうしても手術台に触れなくてはいけない場合は，手術操作を見ながら，細かい作業をしていないタイミングで行うように気遣いをしよう

〈黒澤 温〉

第2章 各手術の流れ

9. 眼科

4 白内障手術

- phacoemulsification and aspiration (PEA) / intraocular lens implant (IOL)

Point
- 局所麻酔で行われる手術であり，全身麻酔依頼のときは鎮静困難な場合である
- 高齢者が多いため，全身の合併症が多い

手術体位	仰臥位
予想手術時間	30分
予想出血量	ごく少量
筋弛緩	必要：バッキングは医原性眼球損傷の可能性があり危険
一般的な術創	顕微鏡像として上下逆

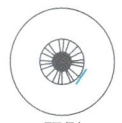

頭側

適応疾患 白内障

術中合併症 眼球心臓反射

一般的な麻酔法
- ほとんどが局所麻酔（点眼麻酔，球後麻酔，Tenon囊麻酔）
- 全身麻酔，V1：気管チューブはRAEチューブもしくはスパイラルチューブを用い，術野の邪魔にならないようにしよう

手術の手順

白内障の手術には，ECCE（水晶体囊外摘出術；水晶体囊を残して摘出），ICCE（水晶体囊内摘出術；水晶体囊ごと摘出），PEA（超音波水晶体乳化吸引術；水晶体を超音波で破砕して吸引）と水晶体に対する手術がいくつかあり，摘出した水晶体の代わりに，眼内レンズを挿入する眼内レンズ挿入術を同時に行うことがほとんどである

本項では，代表的な**超音波水晶体乳化吸引術＋眼内レンズ挿入術（PEA+IOL）**の手順を解説する．

① 眼球消毒，ドレーピング〈頭位変換に注意〉
② 結膜切開・剥離
③ 強膜切開：強角膜輪部を切開

④ 前房形成・ヒアルロン酸注入：前房内の手術スペース確保と角膜内皮の保護のため
⑤ 前嚢切開
⑥ 水晶体皮質・核の分離（hydrodissection, hydrodelineation）：水晶体を亜脱臼させる
⑦ 超音波乳化吸引による水晶体の除去：核を分割し乳化吸引する
⑧ 水晶体の残存皮質吸引：I/A（irrigation and aspiration）
⑨ 眼内レンズの挿入
⑩ 眼内レンズの固定
⑪ ヒアルロン酸注入による眼圧の調整
⑫ 結膜縫合
⑬ 結膜下注入，軟膏塗布

この手術ならではの麻酔の注意点

白内障の手術は基本的には局所麻酔で行うものだが，患者が非協力的な場合は，全身麻酔で行うことがある．**高齢者が多いため，全身の合併症が多く，全身麻酔によるリスクは高く**なるので注意が必要である．全身の合併症のため，麻酔は局所麻酔で行うが，モニターの監視を依頼されることもある．また，局所麻酔中に不穏，血圧上昇，不整脈などが出現し，**急遽麻酔科依頼**になることもある．

豆知識

Memo 眼科の略語

眼科のカルテを読むとよく略語が用いられているが，眼科以外の科では，見慣れない略語が多く存在する．代表的な眼科の略語をあげるので参照されたい．

・**手術に関連する略語**
　　CV：硝子体手術（closed vitrectomy）
　　SB：強膜バックル縫着術（強膜内陥術）（scleral buckling）
　　IOL：眼内レンズ挿入術（intraocular lens implant）
　　PEA：超音波水晶体乳化吸引術
　　　　　（phacoemulsification and aspiration）
　　ECCE：水晶体嚢外摘出術
　　　　　（extracapsular cataract extraction）

ICCE：水晶体嚢内摘出術
　　　（intracapsular cataract extraction）
・**疾患・病態に関連する略語**
　RD：網膜剥離（retinal detachment）
　PDR：増殖性糖尿病網膜症
　　　（proliferative diabetic retinopathy）
　ME：黄斑浮腫（macular edema）
　MH：黄斑円孔（macular holes）
　VH：硝子体出血（vitreous hemorrhage）
　Cornea opa：角膜混濁（corneal opacity）
　Cat：白内障（cataract）
　Gla：緑内障（glaucoma）
・**解剖・検査に関連する略語**
　OD/OS：右目/左目（oculus dexter / oculus sinister）
　a.c.：前房（anterior chamber）
　EMR：網膜上膜（epiretinal membranes）
　IOP：眼圧（intraocular pressure）
　VA：視力（visual acuity）

〈黒澤　温〉

第2章 各手術の流れ

10. 耳鼻科

1 甲状腺摘出術
・thyroidectomy

Point
・反回神経麻痺
・気管の偏位

手術体位	仰臥位，頸部伸展位
予想手術時間	2〜4時間
予想出血量	少量．稀に出血の可能性あり（大血管損傷）
筋弛緩	必要
一般的な術創	右図参照

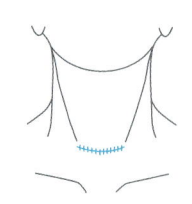

適応疾患 甲状腺腫瘍，Basedow病など

術中合併症 出血，反回神経損傷
低Ca血症（副甲状腺摘出による）→p.241 第2章-10-8参照

一般的な麻酔法
・全身麻酔
・V2（手巻き込みのため）

手術の手順

① 肩枕を入れて，頸部を伸展位へ〈チューブトラブルに注意〉
② 消毒，覆布がけ
③ 皮切と前頸部の処理：胸骨舌骨筋，胸骨甲状筋を適宜処理しながら，甲状腺を露出
④ 上・下甲状腺動静脈などを処理しながら，反回神経の探索を行う
⑤ 反回神経の処理：反回神経を確認したら周囲組織から剥離
⑥ 甲状腺摘出，悪性腫瘍の場合はリンパ節郭清
⑦ 止血を十分確認し，必要ならドレーン挿入〈止血が不十分な場合，術後血腫→気道閉塞の可能性〉
⑧ 皮膚縫合を行い，手術終了
⑨ 抜管後，嗄声の有無，呼吸状態を十分に観察する．両側反回神経損傷なら，気管切開へ

この手術ならではの麻酔の注意点

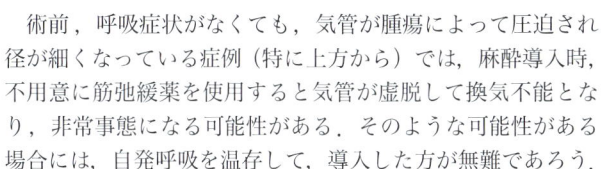

　術前，呼吸症状がなくても，気管が腫瘍によって圧迫され径が細くなっている症例（特に上方から）では，麻酔導入時，不用意に筋弛緩薬を使用すると気管が虚脱して換気不能となり，非常事態になる可能性がある．そのような可能性がある場合には，自発呼吸を温存して，導入した方が無難であろう．

　術中，気管は術操作の影響を受けるため，挿管チューブは内腔がつぶれにくいスパイラルチューブを選択する．気管偏位がある場合には，チューブの先端開口部が気管と密着し，換気ができないことがある．換気がうまくいかなかった場合には，すみやかに気管支ファイバースコープにて位置を確認しよう．

　また術後も血腫による気道圧迫などの合併症が起こる可能性がある．止血確認の際は，血圧を上昇させる，気道内圧を上げることで静脈圧を上昇させることによって，術部位での出血が増加しないか確認するのも1つの方法である．術後も頸部腫脹がないかよく観察し，呼吸状態を十分にモニタリングしよう．甲状腺の麻酔では，周術期を通して，呼吸管理に細心の注意を払おう（反回神経麻痺については「豆知識」参照）．

豆知識

Memo　反回神経麻痺の原因は？

　反回神経は，迷走神経から分岐し，右は鎖骨下動脈，左は大動脈弓を回り込んで上行する．一般に左反回神経がより走行が長いので，障害を受けやすく，左反回神経の障害が多い．左側の障害の原因として，胸部大動脈瘤，左主気管支原発肺癌，縦隔腫瘍，乳癌のリンパ節転移などがあげられる．食道癌，甲状腺癌は，左右の反回神経麻痺の原因となる．このことからもわかるように，甲状腺手術の合併症として，反回神経障害があり，両側障害される可能性がある．手術により両側の反回神経が障害された場合には，声帯が閉じたまま固定し気道が閉塞してしまうため，ただちに気管切開しなければならない．

　反回神経麻痺の症状である嗄声を患者に認めた場合，上記の原因も念頭におこう．

〈西　啓亨〉

第2章 各手術の流れ

10. 耳鼻科

2 扁桃摘出術 (扁摘)
・tonsillectomy

Point
- 術中・術後出血
- 術後,呼吸状態をよく観察する

手術体位	仰臥位,半懸垂頭位
予想手術時間	30分～1時間(経験が浅い術者であればそれ以上にかかるかも)
予想出血量	通常は少量,稀に大量出血の可能性あり
筋弛緩	必要:開口を十分に
一般的な術創	切除部の創

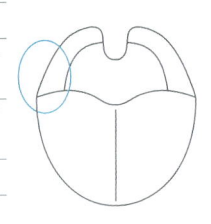

適応疾患 習慣性扁桃炎,扁桃肥大,扁桃に起因する二次性疾患 (IgA腎症など)

術中合併症
- 出血
- 開口器による気管チューブの屈曲や,深さの変化による気道

一般的な麻酔法
- 全身麻酔(過去には局所麻酔でも)
- Ⅴ1

手術の手順

① Davis式開口器をかけ,良好な視野を得て,術野を確保する〈開口器をかけた際には,チューブが屈曲していないか,チューブ位置に変化がないか確認する〉
② 口腔内の消毒,覆布がけ
③ 鉗子で扁桃を把持し,切開し剝離を進める
④ 扁桃門を残して十分に剝離した後,切断・摘出する〈剝離が不十分な場合,扁桃が残存し,止血困難の原因,術後出血のリスクが高まる〉
⑤ 止血を十分確認し,手術を終了する〈術者とともに喉頭鏡などを使って,術部位の止血が十分か確認する〉

この手術ならではの麻酔の注意点

　扁桃摘出術での麻酔管理で最も注意すべき点は，**術中・術後出血**である．止血が不十分な場合，術後出血により気道が閉塞し，最悪の場合，患者は窒息死してしまう．手術後，術者とともに喉頭鏡などを用いて，術部位の止血を十分に確認しよう．また術後も呼吸状態を十分モニタリングし，異変をいち早く察知しよう．もし再挿管が必要な状況となった場合は，出血による視野不良，術操作による腫脹など，その操作は困難になることを肝に銘じておこう．

豆知識

Memo　時として，緊急疾患，扁桃炎！

　急性扁桃炎の炎症がひどくなって広がり，口蓋扁桃を覆う被膜と咽頭収縮筋の間にある隙間に炎症がみられるものを扁桃周囲炎，ここに膿がたまった状態を扁桃周囲膿瘍という．時として，腫脹がひどくなって，呼吸困難となり，緊急手術が必要な場合もある．

　救急外来で，発熱，咽喉の痛み，開口困難がある患者を診察した場合には，扁桃周囲炎も鑑別疾患にあげて，早急に対応する必要がある．

Memo　IgA腎症：治療の一環としての扁摘

　扁桃が原病巣で，それ自体はほとんど無症状であるが，扁桃から離れた臓器に二次疾患を引き起こす病像を病巣性扁桃炎と呼ぶ．二次疾患としては，掌蹠膿疱症やIgA腎症などがあり，特にIgA腎症の治療として扁桃を摘出する症例が，近年当院でも増加している．

　このような症例では，術前には腎機能低下，抗凝固薬を内服している場合もあり注意する点も多い．腎機能低下患者では，筋弛緩作用が遷延するとの報告もある。術後には，筋弛緩が残存していないか，出血していないかなどを十分に観察しなければならない．

〈西　啓亨〉

第2章 各手術の流れ
10. 耳鼻科

3 鼓室形成術
・tympanoplasty

Point ・亜酸化窒素（笑気）について理解を深めよう

手術体位	仰臥位
予想手術時間	数時間
予想出血量	少量
筋弛緩	必要
一般的な術創	右図参照

適応疾患 慢性中耳炎，真珠腫性中耳炎，鼓室硬化症，耳小骨連鎖異常など

術中合併症
・体動，バッキングによる術野の損傷
・長時間手術のための尺骨神経，総腓骨神経麻痺

一般的な麻酔法
・全身麻酔（亜酸化窒素は使用しない）
・Ⅴ Ⅰ

手術の手順

　術野を見ても何をやっているかさっぱりわからないのが鼓室形成術だと思う．おおまかな流れとしては骨を削りながら中耳の病変を除去し，筋膜，軟骨，自家骨，人工骨を用いて鼓膜や耳小骨を再建する手術である．伝音再建法には大きく分けてⅠ～Ⅳ型がある．

　Ⅰ型：3耳小骨ならびに関節の形態が保たれている（生理的な伝音機構）
　Ⅱ型：キヌタ骨上に鼓膜を形成する
　Ⅲ型：アブミ骨の上部構造を利用しこの上に連鎖を再建し伝音効果の増大を図る
　Ⅳ型：アブミ骨底板上に連鎖の再建を行う

　ここでは真珠腫性中耳炎における鼓室形成術（Ⅲ型）を例にあげて手術の流れを説明する（図1，2）．
① 耳後部を切開する．鼓膜再建のための筋膜を採取する．こ

図1 ● 正常構造

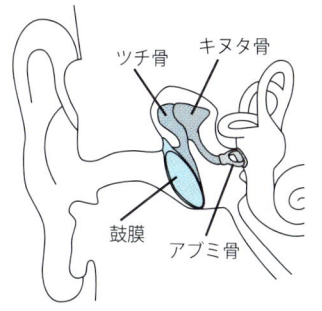

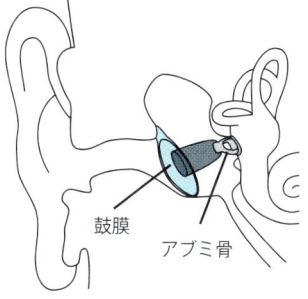

図2 ● Ⅲ型：アブミ骨上部構造に連鎖再建する

こから顕微鏡下の操作開始
② 外耳道の皮下を鼓膜まで剥離し中耳（鼓室）を開放する
③ さらに側頭骨を前開し，中耳（鼓室～乳突洞）の病変を明視下におく．乳突洞，外耳道後壁，上鼓室側壁を削開して術野を確保する
④ 病的耳小骨，鼓室内の肉芽組織，真珠腫の摘出，鼓室内の清掃を行う
⑤ 耳小骨・鼓膜を含めた伝音の再建を行う
⑥ 外耳道を形成しドレーン挿入する
⑦ 耳後部を閉創する

この手術ならではの麻酔の注意点

鼓室形成術では亜酸化窒素は閉鎖腔に移行し中耳内圧を上昇させるため禁忌となる．**亜酸化窒素は使ってはいけない**．

手術は顕微鏡下に微細な操作を行うため**体動やバッキングには十分注意しよう**．できれば筋弛緩モニター下に適切な筋弛緩状態を保つのがよい．

豆知識

Memo　亜酸化窒素（笑気）について

今日の麻酔で亜酸化窒素を使用することはほぼなくなってしまった．理由はさまざまあるが大きな理由としてはバランス麻酔の概念

が普及し，フェンタニルや，レミフェンタニルなどの麻薬が鎮痛の主体となったことなどがあると思われる．

　亜酸化窒素が最初に使用されたのは約150年前のことであり現在使用されている吸入麻酔薬のなかで最も古い麻酔薬である．利点としては血液ガス分配係数が小さいため麻酔導入および覚醒がすみやかであること，他の吸入麻酔薬の体内摂取を促進する（二次ガス効果），他の吸入麻酔薬に比べ呼吸循環の抑制作用が少ないことがあげられる．逆に欠点として容易に閉鎖腔に移行し気胸，イレウス，気管チューブのカフ膨張，眼内圧，中耳内圧，気脳時の頭蓋内圧などの容積内圧上昇がある．亜酸化窒素のガス分配係数は0.47で血液に対する溶解度が窒素に比べ約34倍大きいので，閉鎖腔があるとすみやかに拡散してその容積が増大し危険を招く．理論的には50％亜酸化窒素吸入で2倍，75％亜酸化窒素で4倍に増大する．**空気塞栓の危険性がある手術，例えば開心術，腹腔鏡下手術では使用してはいけない．**

　亜酸化窒素の長時間，慢性曝露による骨髄変化，脊髄変性も報告されている．また亜酸化窒素は**動物実験で催奇形性のあることが実証されている唯一の吸入麻酔薬である．**ヒトでも同様な現象が起こるかどうかは明らかではないが妊婦には使用しないに越したことはない．

　新しい手術室を作るときに亜酸化窒素の配管を配備しない施設がいくつか出てきているようである．今後，手術室で亜酸化窒素はどのように生き残っていくのであろうか．

参考文献
1) 「伝音再建法の分類と名称について（2010）」（日本耳科学会 編）　http://www.otology.gr.jp/guideline/term.html
2) 萬家俊博：日臨麻会誌，26（7）：665-670, 2006

〈吉村　学〉

第2章 各手術の流れ

10. 耳鼻科

4 耳下腺腫瘍摘出術
· parotidectomy

Point
- 筋弛緩薬を制限して全身麻酔してみよう
- 顔面神経麻痺について理解を深めよう

手術体位	仰臥位
予想手術時間	1～2時間
予想出血量	少量
筋弛緩	顔面神経刺激を行うため挿管のときのみ少量もしくはなし
一般的な術創	右図参照

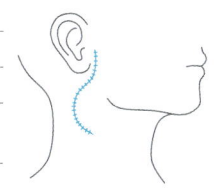

適応疾患 耳下腺良性腫瘍（多形腺腫やWarthin腫瘍が多い）

術中合併症 一時的顔面神経麻痺，出血

一般的な麻酔法
- 全身麻酔（筋弛緩薬の制限を伴う）
- V1

手術の手順

① 耳前部から頸部にかけて切開する
② 広頸筋直下で剥離を行う
③ 胸鎖乳突筋前縁に沿って切開を行う（図1）
④ 剥離剪刀を用い慎重に剥離し顔面神経本幹を同定する．このとき電気メスの刺激で筋肉の収縮を観察したり刺激装置で同定するため**筋弛緩薬を使用しない**
⑤ 顔面神経分岐部まで剥離し（図2），周囲組織とともに腫瘍を摘出する
⑥ 止血を確認し閉創する

◎ この手術ならではの麻酔の注意点 ◎

　筋弛緩薬を用いず気管挿管し全身麻酔管理するには十分な鎮静薬と鎮痛薬（麻薬）の使用が望まれるが，特に若い人ではバッキングしてしまう可能性があるため，筆者は挿管時に

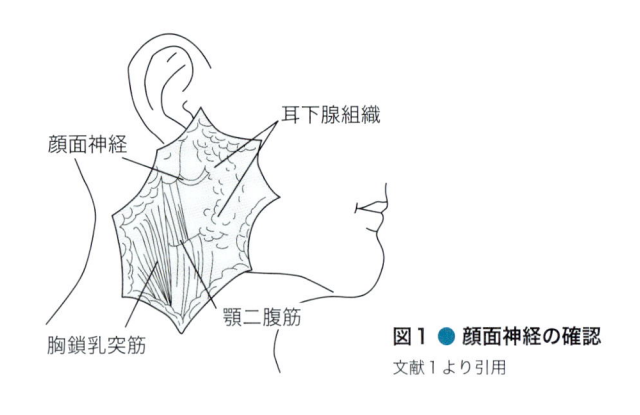

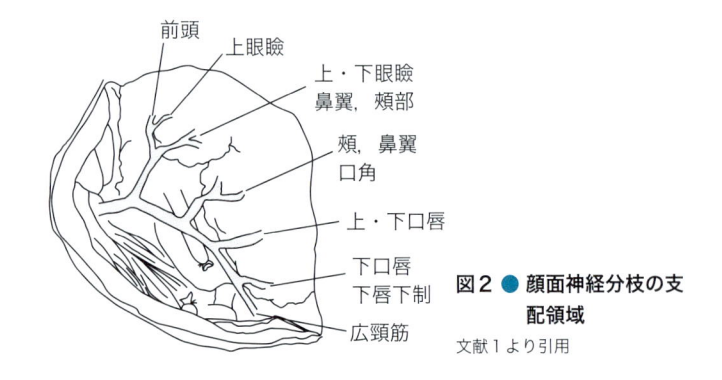

図1 ● 顔面神経の確認
文献1より引用

ラベル：耳下腺組織、顔面神経、顎二腹筋、胸鎖乳突筋

図2 ● 顔面神経分枝の支配領域
文献1より引用

ラベル：前頭、上眼瞼、上・下眼瞼 鼻翼，頬部、頬，鼻翼 口角、上・下口唇、下口唇 下唇下制、広頸筋

少量の筋弛緩薬を用いている．あとはセボフルランとレミフェンタニルをいつもより多めに使い，やや過換気で管理し自発呼吸を消失することで快適に麻酔できるはずである．筋弛緩薬の効果が残っているかどうかは筋弛緩モニターを使って調べることができるので，挿管時に使用した場合は積極的な使用をお勧めする．もし万が一顔面神経刺激する段階になって筋弛緩薬の効果が残っていると，最悪の場合，顔面神経を損傷してしまうことになるのですみやかに拮抗薬のスガマデクス（ブリディオン®）を使用しよう．

豆知識

Mission 救急外来で顔面神経麻痺に出会ったら

　顔面神経麻痺は末梢性と中枢性に分けられる．鑑別点としては末梢性では一側の顔面が均一に麻痺するのに対し，**中枢性では上眼瞼から前額に麻痺がみられない**（解剖を復習しよう）．末梢性が圧倒的に多く全体の9割以上を占め，Bell麻痺（特発性）（60％），Ramsay Hunt症候群（15％），外傷性麻痺（6％），耳炎性麻痺（4％）の順に頻度が高い．最も頻度の高いBell麻痺とRamsay Hunt症候群の鑑別のポイントはRamsay Hunt症候群が耳介の帯状疱疹や難聴，めまいなどを随伴することである（完全型）．随伴症状があれば容易に診断できるが発現時期にも差があるため帯状疱疹の発現が遅れる場合にはBell麻痺と診断されることがある．またRamsay Hunt症候群のなかにも帯状疱疹や難聴，めまいを欠く不全型があるため診断は慎重に行わなければならない．帯状疱疹や難聴がなくても耳痛や味覚障害がある場合は不全型の可能性がある．一方，難聴やめまいを合併する顔面神経麻痺には聴神経腫瘍や小脳腫瘍，脳幹梗塞があり，これらの疾患との鑑別が重要になる．**抗ウイルス薬は早期の投与が望ましいため，まずはステロイドとともに薬物療法を開始し諸検査をしつつ鑑別診断を行うのが実践的である．**

参考文献
1)「イラスト手術手技のコツ　耳鼻咽喉科・頭頸部外科　咽喉頭頸部編」（村上泰／監），東京医学社，2006
2) 村上信五：日本耳鼻咽喉科学会会報，115（2）：118-121, 2012

〈吉村　学〉

第2章 各手術の流れ
10. 耳鼻科

5 ラリンゴマイクロサージェリー
・laryngomicrosurgery

Point
- チューブが燃える!?
- 術中，特殊喉頭鏡の使用

手術体位	懸垂頭位
予想手術時間	1時間
予想出血量	少量
筋弛緩	必要：開口を十分，バッキングなどの反射を抑制
一般的な術創	切除部の創

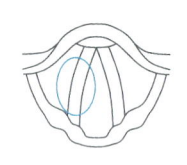

適応疾患 喉頭の病変観察および生検，声帯腫瘍切除

術中合併症
- 特殊喉頭鏡による気管チューブ屈曲，抜管など気道トラブル
- 特殊喉頭鏡による歯牙損傷

一般的な麻酔法
- 挿管による全身麻酔（過去には挿管せずに行われたことも）
- Ⅴ1

手術の手順

① 頭位を懸垂頭位とする〈気管チューブの固定が十分であるか，再度確認する〉
② 直達鏡の先端を喉頭蓋の下に挿入し，両披裂部を確認する
③ 喉頭展開し，喉頭鏡をホルダーに固定する〈直達鏡挿入・展開時には，歯牙損傷がないか注意しておく〉
④ 腫瘍を鉗子で把持し，ハサミ・メスで切除，もしくはレーザーによる切除
⑤ 止血を確認し，手術終了

◎ この手術ならではの麻酔の注意点 ◎

現在では，挿管による全身麻酔下で手術は行われるので，良

好な術野を得るために，通常より細めのチューブを選択する．レーザー手術であれば，通常の塩化ビニル製のチューブでは燃える危険性があるので，特殊素材のチューブを使用する（「豆知識」参照）．

また，通常の喉頭鏡より大きい特殊喉頭鏡を挿入するので，気管チューブ屈曲，抜管などチューブトラブルが起こる可能性がある．チューブ固定をしっかりと行い，一回換気量，気道内圧など呼吸モニタリングに十分注意をする．術中は，バッキングを起こさず不動化を保つため，麻酔深度などにも細心の注意を払おう．

豆知識

Memo チューブが燃える!?

レーザーを使用するラリンゴマイクロサージェリーの術中，高濃度酸素投与していると，挿管チューブにレーザーが誤照射された場合，発火し気道熱傷を起こす可能性がある．そのため，①酸素濃度を下げる（40％以下），②通常の気管チューブの素材は可燃性の塩化ビニルのため，使用するチューブを不燃性の特殊な素材に変更するなどの対策を行う．耳鼻科領域でよく使用されるCO_2レーザーは，水に強く吸収される．そのため，術中もチューブを湿らせ，カフにも生理食塩水を注入する．

挿管チューブが燃えることは，通常想定していないかもしれないが，術中にも火災!? が起こる可能性があることを知ってほしい．

〈西　啓亨〉

第2章 各手術の流れ
10. 耳鼻科

6 鼓膜チュービング
- myringotomy

Point
- 小児の麻酔導入，マスク換気を学ぶ
- 急性中耳炎を診断できる

手術体位	仰臥位
予想手術時間	3～15分（術者の技量により異なる）
予想出血量	0
筋弛緩	なし
一般的な術創	右図参照

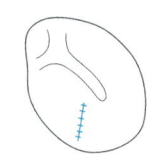

適応疾患 滲出性中耳炎，反復性中耳炎

術中合併症 チューブの中耳内への脱落，聴力の低下，出血

一般的な麻酔法
- 基本的に局所麻酔で対応可能な外来で行う手術であるが，施術に耐えることのできない（日常診療上，鼓膜顕微鏡下で耳処置可能かどうかが1つの目安）幼小児が全身麻酔適応となる．
- 全身麻酔（セボフルラン中心のマスク換気維持もしくはラリンジアルマスクでも可）
- V 1

手術の手順

① 耳鏡で鼓膜全体が観察できるように視野を確保する
② 鼓膜を放射状に切開する
③ 中耳貯留液の吸引を行う（図1）
④ 鉗子でチューブを把持し挿入する（図2）
⑤ 確実に留置されているかどうか，チューブの換気孔から中耳粘膜が見えることを確認

◎ この手術ならではの麻酔の注意点 ◎

ほとんどの施設ではフェイスマスクによる換気維持を行っていると思う．小児の場合マスク換気は気を使うことが多い．

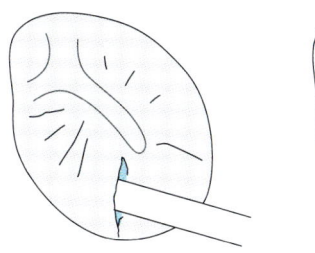

図1 ● 貯留液の吸引

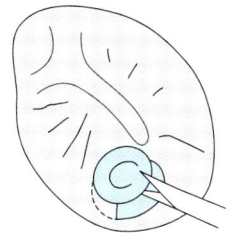

図2 ● チューブの留置

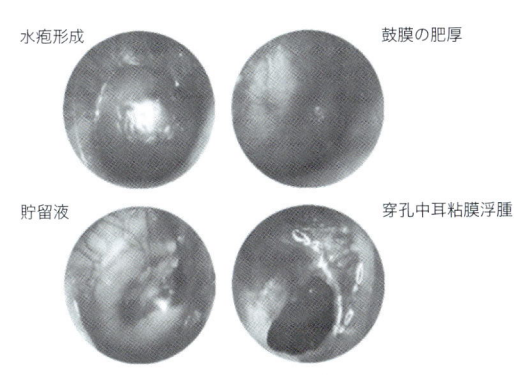

水疱形成

鼓膜の肥厚

貯留液

穿孔中耳粘膜浮腫

図3 ● 急性中耳炎の代表的な鼓膜所見
文献2より転載.p.10巻頭カラーアトラス参照

大人に比べ,舌が大きく上気道が閉塞しやすい,胃に空気が入りやすい,などがあげられる.また術前に風邪をひいていれば喉頭痙攣を誘発することがあるので注意すべきである.

豆知識

Memo 点滴は必要か?

筆者はセボフルランと亜酸化窒素(笑気)を用いた緩徐導入の際に他の麻酔科医や看護師にお願いして静脈確保している.術者が上手な場合,数分で手術が終了するので必要ないという考え方もあるが,予期しない徐脈,低血圧などの状況がないわけではないので静脈確保は必ず行っている.文献的には静脈確保なしの方が親の満足度が高く,手術室の時間の短縮になったという報告もある[1].

Mission 救急外来で発熱している小児をみたら耳鏡で急性中耳炎をルールアウト！

　中耳炎は耳鏡による視診で診断できる．「小児急性中耳炎ガイドライン」でも鼓膜の観察は不可欠とされている（図3）．小児がみんな耳痛を訴えるわけではないので救急外来で発熱している**小児をみたら耳鏡を使って必ず中耳炎をルールアウト**するように心がけよう．

参考文献

1）「イラスト手術手技のコツ　耳鼻咽喉科・頭頸部外科　耳・鼻編」（村上 泰 監），東京医学社，2006
2）Haupert, M.S., et al.: Arch Otolaryngol Head Neck Surg, 130（9）: 1025-1028, 2004
3）「小児急性中耳炎ガイドライン2009年版」（日本耳科学会，日本小児耳鼻咽喉科学会，日本耳鼻咽喉感染症研究会 編），金原出版，2008 ⇒医療情報サービスMinds（http://minds.jcqhc.or.jp/）でも閲覧できる

〈吉村　学〉

第2章 各手術の流れ

10. 耳鼻科

7 気管切開術
・tracheostomy

Point
・気管チューブ操作（気切チューブが確実に留置されるまでは安易に抜去しない）
・緊急気管切開術の適応を知っておく

手術体位	懸垂頭位
予想手術時間	30分
予想出血量	通常は少量
筋弛緩	症例に応じる（緊急症例は，基本使用しない）
一般的な術創	切開口

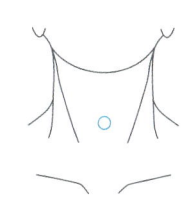

適応疾患
・**緊急気管切開術**（気道閉塞に対して通常の気道確保が不可能な場合）
・選択的気管切開術（頭頸部腫瘍による気道閉塞の予防，中枢神経系障害による呼吸機能低下など）

術中合併症
・出血（大血管損傷：走行異常などに起因）
・皮下気腫，縦隔気腫，気胸など

一般的な麻酔法
・局所麻酔または全身麻酔（症例に応じて麻酔法を選択）
・Ｖ１

手術の手順

① 肩枕を入れ，前頸部を伸展〈気管の位置を十分に確認〉
② 皮膚の消毒，覆布がけ
③ 皮切：縦切開では，輪状軟骨の高さから下方に切開
④ 前頸部正中の皮下および筋層の剥離
⑤ 甲状腺峡部の露出，気管前壁から剥離
⑥ 峡部を切断し，縫合結紮〈完全に止血〉
⑦ 表面麻酔：局所麻酔下では，リドカイン（キシロカイン®）を入れた注射器で気管を穿刺し，空気が吸引されるのを確認してから，気管内注入〈咳反射予防〉

237

⑧ 気管切開：通常，第2，3気管軟骨の部位で気管切開
⑨ 気管カニューレの挿入：全身麻酔の場合は，切開口から挿管チューブがギリギリ見えない程度までチューブを引き抜き，カニューレを挿入．カフを膨らませ，呼吸音，$EtCO_2$ などで十分に換気ができていることを確認後，挿管チューブを抜去し終了〈もし換気ができない場合は，チューブを再度，深く進めて換気〉

この手術ならではの麻酔の注意点

気管切開術の麻酔管理では，気管が切れたら安心ではなく，カニューレ挿入後，十分に換気ができていることを確認しなければならない．カニューレが気管に挿入されたように見えたとしても，実は皮下組織などに迷入していた症例が報告されている．それ故，気管が切れたら，すぐに挿管チューブを抜去するのでなく，カニューレ挿入が邪魔にならない程度に留置し，カニューレ挿入後，換気が十分にできない場合は，再度，挿管チューブを進めて換気する準備をしておかなければならない．

豆知識

Mission 知っておきたい！気道確保困難時の対応

自発呼吸がなくて，マスク換気・挿管ができず気道を確保できない患者は，脳と生命を脅かす緊急事態となる．

米国では，麻酔導入時，気道確保困難時の手順についてのガイドラインが発表されているが，日本ではまだ議論途中で，ガイドラインとして完全には確立されていない．

現在のところ，もし予期せずに気道確保が困難になった場合，ラリンジアルマスクなど声門上器具の使用による気道確保が第1選択肢となってくる．それでも換気が不可能な場合には，外科的緊急気道確保の適応となる．現在，ビデオ喉頭鏡が進化し，挿管困難症例に対して迅速に挿管できるようになったため，緊急気管切開となる症例はほとんどない．

麻酔科研修中には，ラリンジアルマスクなどの声門上器具，ビデオ喉頭鏡，気管支ファイバースコープによる挿管など気道確保困難時に対応すべく手技を学ぶ絶好の機会である．予定手術でこのような器具を使用する症例があれば，ぜひ積極的に学んでもらいたい．

Memo　緊急時の輪状甲状膜穿刺

　外科的緊急気道確保が必要な場合，通常の気管切開術では，どうしても時間がかかってしまう．輪状甲状膜穿刺は，1〜2分以内に気道を確保するもう1つの方法である．現在，輪状甲状膜穿刺キットが使用でき，注射器やガイドワイヤーを用いて，内径4.0 mm程度のチューブを挿入できる．メスで切った場合，出血などでチューブがうまく挿入できないこともあるので，このようなキットが有用である．

　いざというときは，トレーニングなくして実践できない．メーカーのワークショップや日本医学シミュレーション学会主催のDAMセミナーなどでマネキンによる輪状甲状膜穿刺の練習ができるので，機会があれば，ぜひ受講されてはいかがだろうか．

〈西　啓亨〉

第2章 各手術の流れ
10. 耳鼻科

8 副甲状腺摘出術
・parathyroidectomy

Point
- 手術手順，合併症などは甲状腺摘出術の場合と重なる
- カルシウムの値をチェック
- 透析患者の二次性副甲状腺機能亢進症に注意

手術体位	仰臥位，頸部伸展位
予想手術時間	2～3時間
予想出血量	通常は少量，稀に出血の可能性あり（大血管損傷）
筋弛緩	必要
一般的な術創	右図参照

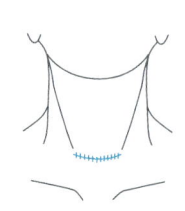

適応疾患 副甲状腺腫瘍（原発性・二次性副甲状腺機能亢進症）

術中合併症
- 低カルシウム（Ca）血症
- 出血
- 反回神経損傷

一般的な麻酔法
- 全身麻酔
- Ｖ２（手巻き込みのため）

手術の手順

① 肩枕を入れて，頸部を伸展位へ〈チューブトラブルに注意〉
② 消毒，覆布がけ
③ 皮切と前頸部の処理：胸鎖乳突筋，胸骨舌骨筋，胸骨甲状筋を剥離しながら，甲状腺を露出
④ 甲状腺静脈を処理しながら，反回神経の探索を行う
⑤ 反回神経の処理：反回神経を確認したら周囲組織から剥離
⑥ 腫瘍摘出：甲状腺後面を剥離し，副甲状腺腫瘍を同定，摘出
⑦ 止血を十分確認し，必要ならドレーン挿入〈止血が不十分な場合，術後血腫→気道閉塞の可能性〉
⑧ 皮膚縫合を行い，手術終了
⑨ 抜管後，嗄声の有無，呼吸状態を十分に観察する．両側反回神経損傷なら，気管切開へ

この手術ならではの麻酔の注意点

　原発性副甲状腺腺腫の場合，術前副甲状腺ホルモン（PTH）の過剰分泌により，高Ca血症となる．Caは，腎集合管において，抗利尿ホルモン（ADH）作用を阻害して多尿をきたし，循環血液量が減少している可能性がある．脱水は術前に補正されていることが望ましいが，麻酔管理は必要であれば十分な補液を行い，高Ca血症が持続するようであれば，フロセミドなどの利尿薬により，Caの排泄を促すようにする．逆に副甲状腺摘出後には，低Ca血症になる可能性がある．術中，過換気などによりアルカローシスに傾くと，低Ca血症を助長してしまうので注意しなければならない．術後は，血清総Caやイオン化Ca値をチェックし，低Ca血症の臨床所見がないかよく観察しよう．

豆知識

Memo　低Ca血症の徴候を覚えていますか？

　低Ca血症の臨床症状は，けいれん，感覚異常，QT延長など多岐にわたるが，代表的な症状として，テタニー（筋攣縮）があげられる．テタニーは，簡単にいうと，血清中の遊離Ca濃度が低下し，末梢神経の興奮性が高まり，筋がけいれんする現象である．その徴候として，Chvostek徴候，Trousseau徴候が有名である．Chvostek徴候は，顔面神経幹を外耳孔前方で叩打することで，鼻翼・眼瞼・口角などの攣縮が起こる現象，Trousseau徴候は，上腕にマンシェットで圧をかけた際，指節間（IP）関節の伸展，中手指節間（MP）関節の軽度屈曲，母指の回内により，手が"助産師手位"を示す現象である．このような徴候は，低Ca血症診断の補助となるので復習しておこう．

Memo　二次性副甲状腺機能亢進症について：透析患者

　慢性腎不全により，ネフロンの量が減ると，リン酸の排泄は低下し，骨にCaとリン酸が沈着しCa値が低下する．また腎臓は，ビタミンDの活性化を行うほぼ唯一の臓器であるので，活性型ビタミンDが欠乏し，腸からCa吸収が低下する．低Ca血症によって，常に副甲状腺が刺激された状態となり，PTHが慢性的に高く，二次的に肥大してしまうのが，二次性副甲状腺機能亢進症である．このように二次性副甲状腺機能亢進症の手術患者は，長期透析を受けている患者に多い．

〈西　啓亨〉

第2章 各手術の流れ

11. 口腔外科

1 抜歯
- tooth extraction

Point
- アドレナリン添加局所麻酔薬について熟知する
- 経鼻挿管をマスターする

手術体位	仰臥位
予想手術時間	30分〜数時間（処置する歯の本数による）
予想出血量	少量
筋弛緩	挿管時に必要
一般的な術創	右図参照

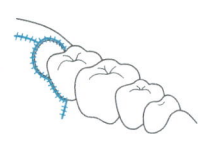

適応疾患　埋伏智歯

術中合併症　出血，挿管チューブの事故抜去，ごく稀に皮下気腫（エアタービンによるもの）

一般的な麻酔法
- 全身麻酔（口腔内操作の邪魔になるので術者から経鼻挿管を希望されることが多いが，術野によっては経口挿管でも可能）
- Ｖ１

手術の手順
① 口腔内を展開し伝達麻酔を行う
② 切開を加える
③ 粘膜骨膜を剥離，翻転する
④ 骨切除を行う（図１）
⑤ 歯冠を分割した後に除去する（図２）
⑥ 歯根を抜去する（図３）
⑦ 掻把と骨整形を行い縫合する

この手術ならではの麻酔の注意点

基本的には局所麻酔で行うことができる手術である．アドレナリン入りリドカイン（キシロカイン®）を使うので血圧の変動，心電図変化に注意しよう（豆知識「Memo」参照）．

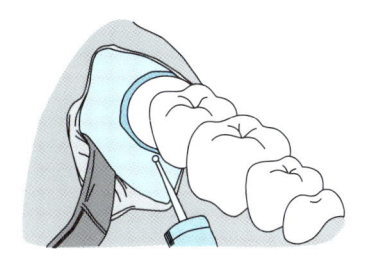

図1 ● 骨切除
文献1より引用

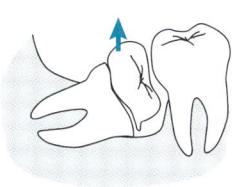

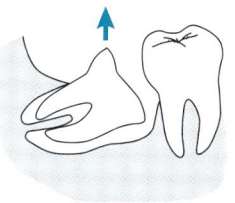

図2 ● 歯冠除去

図3 ● 歯根抜去

豆知識

Memo アドレナリン入りリドカインへの理解を深めよう

　アドレナリン入りリドカインを術野で使用することで出血量を減少することができる．施設によって差はあるが一般的に20万倍アドレナリン入り0.5％リドカインを使うことが多い．10万倍アドレナリン入り1％リドカインを2倍希釈することが多いと思われる．アドレナリンの極量が5 μg/kgなので50 kgの人で50 mL使用できるが血管内に吸収された場合は著しい高血圧，不整脈を生じる可能性があるので心電図変化，血圧などに注意を払う必要がある．

　筆者の経験であるが，鼻茸の手術で耳鼻科の研修医がPS 1の患者にアドレナリン入りリドカインガーゼを鼻内になんと37枚！も詰めたため手術室入室時に収縮期血圧が250 mmHg以上，ST低下をきたしていたことがあった．

　今はもう使われていないが，その昔ハロタンという吸入麻酔を使用していた頃はアドレナリンを使用すると心室性不整脈が多発し心室細動になっていたようである．

Mission 経鼻挿管をマスターしよう

　鼻出血などの合併症を防ぐため，事前に患者本人に左右どちらの鼻の通りがいいか聞いたり，頭部CTがあれば左右の鼻のどちらが挿管に適しているか評価しておく．

経鼻挿管の手順：
① 経口挿管のときと同じようにマスクにより酸素吸入を行い，静脈麻酔薬または吸入麻酔薬を投与する．マスク換気が可能なことを確認する
② 消毒と出血予防を行う．綿棒に10％ポビドンヨード（イソジン®）もしくは0.05％クロルヘキシジン（ヒビテン®）を含ませ鼻腔内に挿入する．その後点鼻用トラマゾリンもしくは8万倍アドレナリン入り2％リドカインを綿棒に同様に含ませ鼻内に塗布する（消毒薬と出血予防の薬は病院によってばらつきがある）
③ 十分に消毒と出血予防ができたら筆者はまず吸引チューブの端を切ったものを鼻内に通し口腔内に出たことを確認して（粘膜内迷入予防のため）それをガイドに経鼻エアウェイを挿入して鼻腔を広げる．そして気管チューブを挿入し喉頭鏡で口腔内を展開して気管チューブの先端を声帯にマギール鉗子を使って誘導する（このときカフを損傷しないよう注意）．カフが声帯を越えたのを確認し固定する
④ 抜管後も鼻出血がないか十分に観察を行おう．若い人は鼻粘膜の血管が豊富なので鼻出血が止まりにくい．歯科の手術においてはどうしても鼻出血を避けたいときに術者に経口挿管のお願いをするのも1つの手ではある（その際は術中挿管チューブの固定を変える必要があることがある）

参考文献
1）「智歯の抜歯ナビゲーション」（笹崎安則 著），クインテッセンス出版，2003
2）「麻酔科研修チェックノート 改訂第4版」（讃岐美智義 著），羊土社，2013

〈吉村　学〉

第2章 各手術の流れ

12. 精神科

1 修正型電気けいれん療法
・modified electroconvulsive therapy (m-ECT)

Point
・麻酔科医が関与する精神科治療
・静脈麻酔下にマスク換気などの気道呼吸管理を短時間行う

手術体位	仰臥位
予想手術時間	1分程度
予想出血量	0
筋弛緩	必要：修正型は筋弛緩を用いることでけいれんに伴う筋骨格系の合併症を防ぐ方法
一般的な術創	なし

適応疾患 うつ病，統合失調症などの精神疾患

術中合併症 高血圧

一般的な麻酔法
・静脈麻酔：プロポフォールやチアミラールにスキサメトニウムなどの筋弛緩薬を併用する
・V1

手術の手順 （実際の手術に相当するのは⑥のみ）

① 心電図，血圧計，経皮酸素飽和度，脳波センサーなどを装着，下肢にタニケットを巻く
② 酸素化の後，静脈麻酔薬を投与し入眠させる．適宜補助マスク換気を実施
③ 入眠後に下肢のタニケットを加圧し駆血（下肢を筋弛緩薬の効かない状態に保つ）
④ タニケット圧が十分になったら筋弛緩薬を投与
⑤ 線維束攣縮が顔面，上肢体幹を経て駆血していない側の下肢に広がっていくのを確認〈バイタルサインの変化に注意〉
⑥ 口腔内にバイトブロックを入れて，精神科医が頭部に通電する
⑦ 通電で誘発される強直間代けいれんをタニケットで加圧した側の下肢で観察し，効果を確認（最近の機械はけいれん脳波をモニターして判断する場合もある）

⑧ マスク換気を行い，筋弛緩薬と静脈麻酔薬からの回復を待つ
⑨ 意識，呼吸，循環動態が安定していれば帰室可能

この手術ならではの麻酔の注意点

- **常に最新の患者情報と内服薬をチェックしよう**：m-ECTを行う患者は向精神薬を使用し，意識状態もさまざま．どの程度の意識レベルをもって患者の平時の状態と判断するかで帰室の可・不可が決まる．普段の意識レベルがどの程度かをしっかり把握しよう．しかも，この治療は入院中にシリーズでくり返され，病状に大きな変化のある患者もいるため，常に最新の患者情報と内服薬をチェックするようにしよう
- **治療効果に注意を払おう**：治療の成否を判断するために精神科医師はけいれん波やけいれん動作の持続時間に注目している．静脈麻酔薬の量が多すぎるとけいれんが抑制されるので使用麻酔薬量，投与のタイミングなどは重要だ．また，CO_2の状態もけいれん持続時間に影響する．高CO_2血症は頻脈・高血圧の原因ともなる．静脈麻酔薬が投与されたら気道確保をしっかりと行ったうえで適正換気を心がけよう

豆知識

Mission スキサメトニウムの線維束攣縮（fasciculation）を観察しよう！

ロクロニウムの出現により，全身麻酔時にスキサメトニウムなどの脱分極筋弛緩薬を使用する機会は近年では激減してしまった．その意味で，m-ECTはスキサメトニウムを使用し，その効果を学ぶ貴重なチャンスである．スキサメトニウムは筋のアセチルコリン受容体に結合して持続的な脱分極を起こして筋収縮を起こす．薬物が血流に入り，心臓に近い顔面頭頸部から，上肢，体幹，下肢へと効果が広がっていくのを観察しながら，自律神経の節前・節後線維とアセチルコリン，ノルアドレナリンなどの関連性に思いを馳せてみよう．

Mission 心肺蘇生に役立つ呼吸確認方法を学ぶまたとないチャンス！

サクシニルコリンは血中のコリンエステラーゼですみやかに分解されるため，m-ECTで使用される程度の量であれば効果持続時間は非常に短い．m-ECT後は全身の筋肉が弛緩状態から次第に回復

してくる．なかでも横隔膜は生命維持に重要な筋肉のため活動の再開も早い．麻酔管理を担当することがあれば，補助換気を行いつつも，時にマスクを外し，用手的気道確保を行いながら呼吸の有無を目で見て，耳で聞き，感じるなどの呼吸確認を行ってみよう．心肺蘇生ガイドライン[1]は2010年に改訂されたが，アメリカ版では「見て，聞いて，感じる」スタイルの呼吸確認は一般市民も医療従事者も不要としているが，本邦のガイドラインでは医療従事者は行うべきとされている．スキサメトニウムを使用するm-ECTは，呼吸があるかないか，十分かどうかを判断することがいかに難しいかを体感できる非常に良い機会である．

参考文献
1）成人に対するBLS/CPR．「BLSヘルスケアプロバイダー受講者マニュアル AHAガイドライン2010準拠」，シナジー，2012

〈鈴木昭広〉

第2章 各手術の流れ

13. 内科

1 骨髄ドナーの骨髄採取
・bone marrow harvest

Point ・麻酔を要する人が善意ある健常人という特殊な状況

手術体位	腹臥位
予想手術時間	1〜3時間
予想出血量	レシピエントの体格，ドナーの骨髄有核細胞濃度による（500〜1,500 mL 程度）
筋弛緩	手術そのものには不要
一般的な術創	右図参照

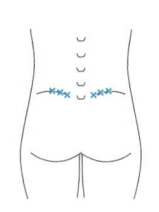

適応疾患 白血病などの造血器疾患患者への同種骨髄移植

術中合併症 骨髄採取に伴う血圧低下など

一般的な麻酔法
・全身麻酔
・Ｖ２Ａ１

手術の手順

① 全身麻酔導入後，腹臥位とし骨髄採取部位（腸骨）の消毒，覆布がけ〈体位変換に注意〉
② 左右両方の後腸骨稜から経皮的に金属穿刺針を用いて骨髄採取する
③ 両側で数十カ所穿刺するが皮膚は骨に対してずらすことができるため，皮膚の刺入孔は10カ所程度で済む
④ 目標の細胞数に達したら手術終了となる

◎ この手術ならではの麻酔の注意点 ◎

① 麻酔を要する人が善意ある健常人という特殊な状況であるため最大限の安全が保障されなければならず，麻酔科医がその責務を負うことを十分に認識する
② 腹臥位に関連する合併症を予防するために，眼球の保護や気管チューブの確実な固定など細心の注意が必要となる
③ **骨髄採取による血圧低下に注意する**．骨髄採取量に応じて

十分な輸液をする
④ ドナーは術前に400〜1,200 mL程度の自己血を準備している．骨髄採取の序盤では採取量の数倍の細胞外液を投与することでバイタルを維持する．ドナーの体格，準備自己血量はさまざまであるため，バイタルサインやヘモグロビン値なども含めた総合的判断により自己血返却の開始時期を決定する

豆知識

Memo 骨髄ドナーは健常人

　骨髄移植推進財団によると骨髄ドナー登録の条件は，①骨髄・末梢血幹細胞の提供の内容を十分に理解している方，②年齢が18歳以上，54歳以下で健康な方，③体重が男性45 kg以上／女性が40 kg以上の方，となっている．気管支喘息，糖尿病，高血圧症，低血圧症，BMIが30以上の肥満などでもドナー登録することはできず，つまり基本的にはドナー本人にはいかなる合併症も存在していないということになる．そういった健常人が自らの善意によりリスクの伴う医療行為を受けるのである．麻酔科医は気管挿管や体位変換などにおいても愛護的操作を心がけ，後遺症を残さずにドナーの早期社会復帰を実現するために全力を尽くさなければならない．

　なお，実際に骨髄・末梢血幹細胞を提供できる年齢は20歳以上，55歳以下となっており，ドナーがレシピエントの血縁者の場合には年齢制限はない．

Memo 自家骨髄移植

　本項では同種骨髄移植について述べてきたが，自己の骨髄を移植する自家骨髄移植が行われることもある．白血病患者などで化学療法により完全寛解が得られた場合に自己の骨髄を採取，冷凍保存し，超大量化学療法後に移植するのである．自家骨髄移植の骨髄採取の場合，患者の低栄養状態，貧血，循環血液量不足などが予想されるために注意が必要である．また自己血はほとんど準備できないことが多く，亜酸化窒素（笑気）は骨髄抑制の可能性があるため使用を控える．

参考文献
1)「骨髄バンクドナーに対する麻酔管理について（ガイドライン）2011年11月改訂」（日本麻酔科学会）　http://www.anesth.or.jp/

〈三國生臣〉

コラム❼ ジャクソンリース？ それともバッグバルブマスク？

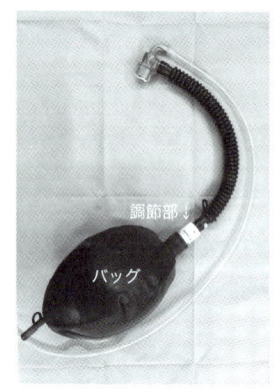

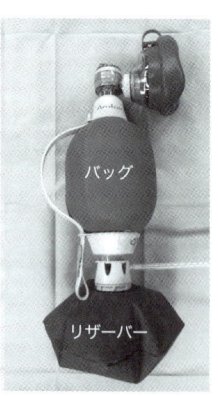

ジャクソンリース　　バッグバルブマスク

挿管患者の患者搬送にはジャクソンリースとバッグバルブマスクがよく利用されるので，両者の違いを知っておこう．

	ジャクソンリース	バッグバルブマスク
酸素供給の必要性	必須 供給なしでは使用不可能	オプション 供給なしでも換気は可能
バッグ部分のふくらみ	調節弁と酸素量で調整	一定の大きさに戻る
自発呼吸患者への使用	抵抗が少なく使いやすい	弁による呼吸抵抗があり好ましくない
PEEPの付加	調節弁と酸素量の調節である程度可能	不可

このように，自発呼吸がない患者で大雑把な陽圧換気でよいならバッグバルブマスク．自発呼吸がある患者や，自発がなくてもPEEPをかけるなど，より繊細な呼吸調節をしたい場合はジャクソンリースとイメージしておこう．

〈鈴木昭広〉

索引 index

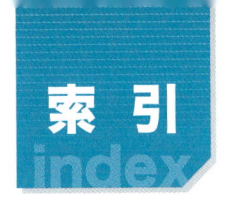

欧文

A〜D

- adrenalectomy 188
- advancement 213
- appendectomy 102
- ARDS 120
- arthroscopic reconstruction of the anterior cruciate ligament 162
- Auchincloss法 126
- bankart repair 156
- Bell麻痺 231
- BIS 170
- Bone cement implantation syndrome 170
- bone marrow harvest 248
- brain tumor surgery 194
- carotid endarterectomy 206
- cervical cerclage 146
- cervical conization 138
- cesarean section 150
- Charcot三徴 95
- Closed Claims 19
- CO_2レーザー 139
- colectomy 105
- comet tail artifact 117
- corneal transplantation 216
- Couinaud分類 92
- Courvoisier sign 95
- cricoid pressure 121
- distal gastrectomy 88

E〜I

- endovascular coiling 203
- ERAS 67
- extended hysterectomy 142
- femoral head replacement 170
- FloTrac™ 120
- gamma nail 172
- Garden分類 171
- Halsted法 126,127
- Hardyの手術 198
- hemorrhoidectomy 100
- hepatectomy 91
- HPV 48
- hypoxic pulmonary vasoconstriction 48
- inguinal hernia repair 110
- in vitro fertilisation 140
- IOL 219
- IVF 140

K〜N

- keratoplasty 216
- KTPレーザー 139
- Kugel法 110
- LAM 134
- laminoplasty 158
- laparoscopically assisted myomectomy 134
- laparoscopically assisted vaginal hysterectomy 132
- laparoscopic cholecystectomy 94
- laparoscopic hysterectomy 132
- laparoscopic myomectomy 134
- laparoscopic ovarian tumorectomy 136
- laryngomicrosurgery 232
- LAVH 132
- LH 132
- LM 134
- lung sliding 117
- MAC 56
- m-ECT 245
- MEP 159
- mesenteric traction syndrome 106
- minimum alveolar concentration 56
- modified electroconvulsive therapy 245
- Murphy sign 95
- myringotomy 234
- nephrectomy 186
- nephrostomy 183

O〜R

- operative procedure for lung cancer 114
- operative procedure for mammary cancer 125
- operative procedure for mediastinal tumor 122
- operative procedure for thoracic esophageal cancer and esophageal reconstruction 118
- orchiopexy 184
- pancreatoduodenectomy 96
- parathyroidectomy 240
- parotidectomy 229
- PD 96, 97
- PEA 219
- phacoemulsification and aspiration 219
- PPPD 97
- Pringle法 92
- Prone View 34
- prostate biopsy 182
- radical cystectomy 192
- radical hysterectomy 142
- Ramsay Hunt症候群 231
- Raynolds五徴 95
- recession 213
- rectectomy 108

S〜U

- scleral buckling 210
- SEP 159
- SF_6 212
- sigmoidectomy 105
- spinal fusion surgery 160
- splenectomy 98
- stroke volume variation 120
- supramaximal stimulation 73
- S状結腸切除術 105
- TAP block 95, 137
- THA 164
- thyroidectomy 222
- TKA 167
- TLH 132
- TOF 73
- tonsillectomy 224
- tooth extraction 242

251

total abdominal hysterectomy ……… 128	アセトアミノフェン配合 ‥71	クロルヘキシジン ……… 244
total hip arthroplasty ‥ 164	アドレナリン ……………… 242	頸管縫縮術 ……………… 146
total knee arthroplasty ‥ 167	アンペック®坐剤 ……… 71	経尿道的前立腺切除術 ‥ 174
total laparoscopic hysterectomy ……… 132	胃エコー ………………… 69	経尿道的膀胱腫瘍切除術 ……………………… 176
total prostatectomy …… 190	胃瘻 ……………………… 120	経鼻挿管 ………………… 242
tracheostomy …………… 237	咽頭気腫 ………………… 53	血液ガス分配係数 ……… 228
trans-sphenoidal operation ……………………… 198	インドシアニングリーン ……………………… 125	結石 ……………………… 181
transurethral resection of bladder tumor ……… 176	運動誘発電位 …………… 195	結腸切除術 ……………… 105
transurethral resection of the prostate gland … 174	塩酸モルヒネ経口 ……… 71	肩関節手術 ……………… 156
transurethral ureterolithotripsy … 180	塩酸モルヒネ注射薬 …… 71	懸垂頭位 ………………… 27
transversus abdominis plane block ………… 137	オキシコドン塩酸塩水和物71	コイル塞栓 ……………… 203
Trendelenburg体位 …… 27	オキシコンチン® ……… 71	甲状腺 …………………… 222
TUL ……………………… 180	オキノーム®散 ………… 71	甲状腺摘出術 …………… 222
TUR-Bt ………………… 176	オキファスト®注射薬 … 71	後転術 …………………… 213
TUR-P ………………… 174		広汎子宮全摘術 ………… 142
TUR症候群 …………… 176	**か**	硬膜穿刺後頭痛 ………… 101
tympanoplasty ………… 226	開脚位 …………………… 28	鼓室形成術 ……………… 226
UA ……………………… 151	外側大腿皮神経 ………… 38	骨髄ドナーの骨髄採取 ‥ 248
umbilical artery ……… 151	過灌流症候群 …………… 207	骨セメント ……………… 170
unruptured intracranial aneurysms clipping … 200	角膜移植術 ……………… 216	コデインリン酸塩水和物 ‥ 71
ureteral stenting ……… 178	下垂体腫瘍 ……………… 199	鼓膜チュービング ……… 234
uterine curettage ……… 148	眼球心臓反射 …………… 214	困難気道ガイドライン ‥ 209
	肝障害度分類 …………… 93	
V，Y，Z	緩徐導入 ………………… 235	**さ**
vaginal total hysterectomy ……………………… 130	肝切除術 ………………… 91	再建法 …………………… 89
V̇a/Q̇ ……………………… 46	顔面神経 ………………… 30	最小肺胞濃度 …………… 56
VATS …………………… 114	顔面神経麻痺 …………… 231	砕石位 …………………… 140
ventriculo-peritoneal shunt ………………… 196	灌流液 …………………… 175	最大上刺激 ……………… 73
video-assisted thoracic surgery ……………… 114	気管支ブロッカー ……… 116	臍帯動脈血 ……………… 151
vitrectomy ……………… 210	気管切開術 ………… 237,238	嗄声 ……………………… 120
V-Pシャント …………… 196	気胸 ………………… 53，77	痔核手術 ………………… 100
VTH ……………………… 130	気道閉塞 ………………… 207	自家骨髄移植 …………… 249
YAGレーザー ………… 139	気腹ガス ………………… 52	子宮筋腫 ………………… 135
ZONE …………………… 46	吸引圧調節ボトル ……… 115	子宮頸管拡張器 ………… 148
	吸引試験 ………………… 45	子宮頸管無力症 ………… 146
	急性呼吸促迫症候群 …… 120	子宮頸部円錐切除術 …… 138
和　文	急性中耳炎 ……………… 235	子宮左方転位 ……… 55,151
あ	吸入麻酔薬 ………… 79，80	子宮内容除去術 ………… 148
亜酸化窒素 ……………… 227	仰臥位 …………………… 23	耳下腺腫瘍摘出術 ……… 229
	仰臥位低血圧症候群 ‥ 55,150	ジャクソンリース ……… 250
	胸骨後再建 ……………… 118	斜視手術 ………………… 213
	鏡視下前十字靱帯再建術 ……………………… 162	ジャックナイフ体位 …… 36
	胸腺腫 …………………… 122	尺骨神経 ………………… 25
	胸部食道癌手術 ………… 118	縦隔腫瘍切除術 ………… 122
	胸部傍脊椎ブロック …… 114	習慣流早産 ……………… 147
	強膜内陥術 ……………… 211	重症筋無力症 …………… 122
	筋弛緩モニター ………… 73	修正型電気けいれん療法 ……………………… 245
	筋弛緩薬 ………………… 229	手術体位 ………………… 18
	空気塞栓 …………… 39，52	術前絶飲食ガイドライン ‥ 67

252 ● 麻酔の前に知っておきたい 手術手順と麻酔のコツ

index

硝子体手術 …………… 211
小児麻酔 ……………… 57
食道癌 ………………… 118
人工股関節置換術 …… 164
人工骨頭置換術 ……… 170
人工膝関節置換術 …… 167
真珠腫性中耳炎 ……… 226
腎摘位 ………………… 31
腎摘出術 ……………… 186
深部静脈血栓症 ……… 165
腎瘻造設術 …………… 183
膵頭十二指腸切除 …… 96
スガマデクス … 73,123,230
スキサメトニウム …… 245
スタチン ……………… 64
制限換気 ……………… 92
精巣固定術 …………… 184
赤芽球癆 ……………… 124
脊椎固定術 …………… 160
脊椎麻酔 ……………… 101
線維束攣縮 …………… 246
穿刺 …………………… 76
センチネルリンパ節 … 125
前転術 ………………… 213
前立腺生検 …………… 182
前立腺全摘術 ………… 190
総腓骨神経 ………… 26, 31
鼠径ヘルニア修復術 … 110

た

体温管理 ……………… 143
体外受精 ……………… 140
体性感覚誘発電位 …… 195
大腿骨転子部骨折に対する
　ガンマネイル ……… 172
タニケット ……… 163,168
タニケットペイン …… 169
ダブルルーメン ……… 115
単収縮高 ……………… 75
腟式子宮摘出術 ……… 130
中心静脈 ……………… 76
虫垂炎 ………………… 103
虫垂切除術 …………… 102
腸間膜牽引症候群 …… 106
貯血式自己血輸血 …… 165
直腸切除術 …………… 108
鎮静 …………………… 60
鎮静深度 ……………… 60
椎弓形成術 …………… 158
低位前方切除術 ……… 109

帝王切開術 …………… 150
低カルシウム（Ca）血症
　………………… 240, 241
低血圧麻酔 …………… 161
デュロテップ®MTパッチ
　………………………… 71
点鼻用トラマゾリン … 244
頭高位 ………………… 26
橈骨神経 ……………… 24
同種骨髄移植 ………… 249
頭低位 ………………… 27
トラマドール塩酸塩 …… 71
トラマール® …………… 71
トラムセット® ………… 71

な

内頸動脈内膜剥離術 … 206
内視鏡的尿管砕石術 … 180
乳房切除術 …………… 125
尿管結石の手術 ……… 180
尿管ステント ………… 178
尿路感染 ……………… 178
脳灌流圧 ……………… 49
脳血流量 ……………… 49
脳腫瘍手術 …………… 194
脳卒中ガイドライン2009
　………………… 201,207
脳動脈瘤 ……………… 203

は

肺 ……………………… 114
肺癌 …………………… 114
肺切除術 ……………… 114
パイピング …………… 153
白内障手術 …………… 219
パークベンチ体位 …… 31
バッグバルブマスク … 250
抜歯 …………………… 242
ハルトマン手術 ……… 109
反回神経 ……………… 119
反回神経麻痺 …… 222,223
日帰り手術 …………… 111
ビーチチェア位 ……… 157
脾摘後症候群 ………… 99
脾摘出術 ……………… 98
非麻酔科医のための鎮静・
　鎮痛薬投与に関する
　診療ガイドライン … 60
貧血補正 ……………… 129
フェンタニル ………… 71
フェンタニルクエン酸塩 71

フェンタニル注射薬 …… 71
フェントス®テープ …… 71
腹会陰式直腸切断術 … 109
腹横筋膜面ブロック … 137
副甲状腺 ……………… 240
副甲状腺摘出術 ……… 240
副腎腫瘍摘出術 ……… 188
腹腔鏡下子宮筋腫核出術
　………………………… 134
腹腔鏡下子宮摘出術 … 132
腹腔鏡下胆嚢摘出術 … 94
腹腔鏡下卵巣腫瘍摘出術
　………………………… 136
腹式子宮摘出術 ……… 128
ブラ …………………… 114
フルストマック ……… 89
プロゲステロン ……… 54
分離肺換気 …………… 116
閉塞性肺障害 ………… 120
扁摘 …………………… 224
扁桃炎 ………………… 225
扁桃摘出術 ……… 224,225
膀胱全摘出術 ………… 192
ポビドンヨード ……… 244
ホルモン産生性腫瘍 … 199
ボンベ残量 …………… 86

ま

麻酔関連偶発症 ……… 42
麻薬 …………………… 70
未破裂脳動脈瘤 ……… 203
未破裂脳動脈瘤
　クリッピング ……… 200
迷走神経反射 ………… 207
網膜剥離 ……………… 210
モルヒネ塩酸塩水和物 … 71

や〜わ

幽門側胃切除 ………… 88
ラパコレ ……………… 94
ラリンゴマイクロ
　サージェリー …… 232,233
リークテスト ………… 116
リン酸コデイン ……… 71
リンパ節郭清 ………… 107
レーザー …………… 232,233
裂孔原性網膜剥離 …… 210
ロクロニウム ………… 123
腕神経叢 ……………… 24

253

執筆者一覧

編集 (敬称略)

鈴木昭広	旭川医科大学救急医学講座
岩崎　寛	旭川医科大学麻酔・蘇生学講座

執筆者　掲載順（敬称略）

黒澤　温	旭川医科大学麻酔・蘇生学講座
小野寺美子	市立旭川病院麻酔科
丹保亜希仁	岩手県高度救命救急センター
飯田高史	旭川医科大学麻酔・蘇生学講座
三國生臣	旭川医科大学麻酔・蘇生学講座
鈴木昭広	旭川医科大学救急医学講座
宮下佳子	独立行政法人国立病院機構 東京医療センター麻酔科
松本　恵	旭川医科大学麻酔・蘇生学講座
駒澤伸泰	大阪医科大学麻酔科学教室
杉浦孝広	社会医療法人財団石心会 川崎幸病院麻酔科
吉村　学	綜合病院社会保険徳山中央病院麻酔科
長島道生	自治医科大学附属さいたま医療センター麻酔科
岩崎　肇	Massachusetts General Hospital, Harvard Medical School
田中博志	旭川医科大学麻酔・蘇生学講座
西　啓亨	琉球大学医学部附属病院麻酔科

〔編者プロフィール〕

鈴木昭広（Akihiro Suzuki）　旭川医科大学 救急医学講座

臨床麻酔とその延長線上にある救急，集中治療，蘇生，ペインクリニック＆緩和ケアを麻酔関連五大陸と名付け，そのすべての専門知識を身に着けるべく修行中．道北ドクターヘリのフライトドクターとしても活動している．夢はERなどの術前の世界→手術麻酔→ICUなどの術後管理を理解し，ドクヘリで赴くような超急性期医療から，ペイン緩和といった慢性・終末期医療まで幅広く役に立てる医師になること．

麻酔科研修は，安全管理が行き届いた環境のなかで医療必須手技と全身管理の基本・さらに医療安全について学ぶまたとない機会です．研修で学んだABC…といったアルファベットは，将来単語となり文章へと変わり得る医師力の礎となります．1例1例と大切に向き合い，有意義な時間を過ごしてください．

岩崎　寛（Hiroshi Iwasaki）　旭川医科大学 麻酔・蘇生学講座 教授

1975年 札幌医科大学卒業．'98年より現職．

臨床における上手な麻酔とは，患者さんの安心，安全を確保することはもちろんですが，手術内容を十分に理解し，それぞれの手術のポイントに対する細やかな配慮や予防的対策を行うことがとても重要です．本書は，いろいろな手術の特徴を麻酔管理の視点から麻酔科研修医や若手麻酔科医にわかりやすく解説し，手術中の麻酔管理の要点を理解することにより外科医との円滑な関係を築きながら，結果として手術患者さんの良好な結果につなげることを目的にしております．これから臨床麻酔を学ぶ研修医および研鑽を積んできている若手麻酔科医のみならず，これらの医師を指導していく専門医におけるテキストとして臨床に役に立っていくことを期待しております．

麻酔の前に知っておきたい
手術手順と麻酔のコツ

2013年6月10日　第1刷発行	編　集　鈴木昭広，岩崎　寛
2015年6月30日　第2刷発行	発行人　一戸裕子
	発行所　株式会社　羊　土　社
	〒101-0052
	東京都千代田区神田小川町2-5-1
	TEL　03（5282）1211
	FAX　03（5282）1212
	E-mail　eigyo@yodosha.co.jp
ⓒ YODOSHA CO.,LTD. 2013	URL　http://www.yodosha.co.jp/
Printed in Japan	装　幀　折原カズヒロ
ISBN978-4-7581-1107-2	印刷所　永和印刷株式会社

本書に掲載する著作物の複製権，上映権，譲渡権，公衆送信権（送信可能化権を含む）は（株）羊土社が保有します．本書を無断で複製する行為（コピー，スキャン，デジタルデータ化など）は，著作権法上での限られた例外（「私的使用のための複製」など）を除き禁じられています．研究活動，診療を含み業務上使用する目的で上記の行為を行うことは大学，病院，企業などにおける内部的な利用であっても，私的使用には該当せず，違法です．また私的使用のためであっても，代行業者等の第三者に依頼して上記の行為を行うことは違法となります．

JCOPY ＜（社）出版者著作権管理機構　委託出版物＞

本書の無断複写は著作権法上での例外を除き禁じられています．複写される場合は，そのつど事前に，（社）出版者著作権管理機構（TEL 03-3513-6969，FAX 03-3513-6979，e-mail：info@jcopy.or.jp）の許諾を得てください．

羊土社のおすすめ書籍

チーム医療による 周術期管理まるわかり

安全で質の高い術前術後管理を行うための、チーム内の役割と連携

川口昌彦, 古家 仁／編

■ 定価（本体 3,400 円＋税）　■ A5 判　■ 263 頁　■ ISBN 978-4-7581-1113-3

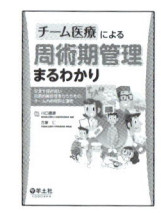

臨床に役立つ機器のしくみと活用法 周術期モニタリング徹底ガイド

基本からピットフォールまで

讃岐美智義, 内田 整／編

■ 定価（本体 5,800 円＋税）　■ B5 変型判　■ 332 頁
■ ISBN 978-4-7581-1109-6

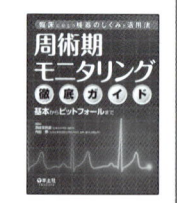

カラー写真で一目でわかる 肺外科手術の麻酔

ダブルルーメンチューブ、気管支ブロッカーによる一側肺換気の基本とコツ

佐多竹良／編

■ 定価（本体 7,500 円＋税）　■ A4 判　■ 247 頁　■ ISBN 978-4-7581-1108-9

改訂版 麻酔科薬剤ノート

周術期の麻酔・救急対応薬の使用のポイント

讃岐美智義／編

■ 定価（本体 4,000 円＋税）　■ B6 変型判　■ 309 頁
■ ISBN 978-4-7581-1111-9

発行　羊土社　〒101-0052 東京都千代田区神田小川町2-5-1　TEL 03(5282)1211　FAX 03(5282)1212
E-mail : eigyo@yodosha.co.jp
URL : http://www.yodosha.co.jp/

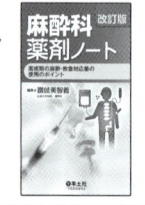

ご注文は最寄りの書店、または小社営業部まで